MANUALES PARA LA SALUD

Jytte Lokvig - John D. Becker

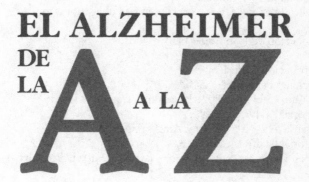

EL ALZHEIMER
DE LA
A A LA Z

Todo lo que necesitas saber sobre el Alzheimer

ONIRO

Nota: Este libro debe interpretarse como un volumen de referencia, no como un manual de medicina. La información que contiene está pensada para ayudarle a tomar decisiones adecuadas respecto al cuidado de un enfermo de Alzheimer. Ahora bien, los autores y el editor le recomiendan que consulte a un profesional de la salud, en especial antes de aplicar un tratamiento farmacológico, y renuncian explícitamente a hacerse responsables de cualquier daño que el paciente pueda sufrir como consecuencia de la aplicación de los contenidos de esta obra.

Título original: *Alzheimer's A to Z*
Publicado en inglés por New Harbinger Publications, Inc.

Traducción de Joan Carles Guix

Distribución exclusiva:
Ediciones Paidós Ibérica, S.A.
Mariano Cubí 92 - 08021 Barcelona - España
Editorial Paidós, S.A.I.C.F.
Defensa 599 - 1065 Buenos Aires - Argentina
Editorial Paidós Mexicana, S.A.
Rubén Darío 118, col. Moderna - 03510 México D.F. - México

© 2006 exclusivo de todas las ediciones en lengua española:
Ediciones Oniro, S.A.
Muntaner 261, 3.º 2.ª - 08021 Barcelona - España
(oniro@edicionesoniro.com - www.edicionesoniro.com)

ISBN: 84-9754-220-7
Depósito legal: B-19.595-2006

Impreso en Hurope, S.L.
Lima, 3 bis - 08030 Barcelona

Impreso en España - *Printed in Spain*

Dedicado a mis padres, cuya vida fue un ejemplo de creatividad, alegría y servicio, y también a mi querida amiga Bahtee Ames, sin la cual este libro no habría sido posible.

JYTTE LOKVIG

Dedico este libro a mi padre, que sufrió Alzheimer, y a mi madre, que hizo cuanto estuvo en sus manos para cuidarlo.

JOHN D. BECKER

Índice

Prólogo

La enfermedad de Alzheimer es una de las principales causas de sufrimiento en las personas mayores y sus familias. La intervención médica y los tratamientos farmacológicos suelen ser necesarios cuando la capacidad de pensar y razonar y la memoria empiezan a declinar, y cuando empiezan a aparecer los gritos, los vagabundeos y el insomnio.

Es verdad, sin embargo, que se han hecho extraordinarios progresos en la comprensión científica del Alzheimer. Aunque la causa sigue siendo desconocida, se observa inmediatamente una posible base genética en algunas formas de la enfermedad. También se comprenden mejor los cambios en la química cerebral. Estos descubrimientos se suelen anunciar en titulares en los medios de comunicación, informando de un nuevo paso adelante en el conocimiento de la enigmática enfermedad de Alzheimer.

La sociedad puede aplaudir los logros científicos, pero lo cierto es que estos avances no abordan los «peajes» emocionales, físicos y económicos que impone este trastorno en la vida personal o en los pacientes y sus familias. Las actividades diarias más sencillas de la convivencia se complican progresivamente hasta que al final se hacen imposibles. Los vínculos emocionales llegan a tal punto de deterioro, que los familiares nunca están plenamente seguros de si el enfermo es capaz de reconocerlos, o ni siquiera si están presentes. Es la peor situación posible: una enfermedad crónica que roba a la persona su característica más humana: la capacidad de pensar y razonar, y priva a los miembros de la familia de un ser querido que permanece psicológicamente vivo pero emocionalmente ausente.

Quienes están familiarizados con el Alzheimer saben que, a medida que va progresando la enfermedad, los fami-

11

liares y cuidadores necesitan invariablemente un extraordinario apoyo. Cuidar de alguien aquejado de Alzheimer es
muy difícil, y a menudo una tarea ingrata. Es duro y con frecuencia desmoralizador cuidar de un paciente con esta
enfermedad, y cualquier consejo útil que los ayude a cuidar-
los mejor es valiosísimo.

El Alzheimer de la A a la Z, de Jytte Lokvig, responde a
esta necesidad. Incluye innumerables sugerencias prácticas
tanto para los miembros de la familia como para los cuidadores por un igual. Escrito por una cuidadora experimenta-
da, rebosa sabiduría clínica y experiencia expuestas en un
formato de fácil lectura. Quienes cuidan de un paciente de
Alzheimer deberían tener siempre a mano este libro. Confío
en que los profesionales de la Medicina también lo lean para
adquirir un conocimiento más profundo de los problemas
diarios asociados al cuidado de un enfermo de Alzheimer
que podrían no ser aparentes en una visita ambulatoria o
una consulta en el centro de enfermería. Todos cuantos
estén interesados en este terrible trastorno encontrarán alivio y consejos prácticos en este libro.

DR. CARL SALZMAN,
profesor de psiquiatría,
Escuela de Medicina de Harvard

Prefacio

Hace años, una amiga mía me pidió que cuidara de su madre mientras ella estaba fuera durante un largo viaje de negocios. Sufría Alzheimer y necesitaba que alguien la visitara y estuviera a su lado varias horas al día. Ni que decir tiene que había leído sobre el Alzheimer, pero nunca había conocido a nadie con esta enfermedad. No tenía ni idea de lo que podía suceder.

Mi primera visita fue un desastre. Me saludó amablemente, pero luego pasó todo el tiempo que duró la visita preocupada por quién era yo y qué estaba haciendo allí. Mis intentos de conversación no dieron resultado. Me sentía fracasada. Resuelta a hacer mejor las cosas en la siguiente visita, decidí compartir mis intereses con ella y llevarla a una de mis galerías de arte favoritas. Estaba enfrascada en todo cuanto veían sus ojos.

A partir de aquel día, visitamos galerías juntas con regularidad y empezamos a hacer collages con los folletos publicitarios que recogíamos durante las visitas. No tardó en confeccionar sus propias obras, y mientras recortaba y pegaba, hablábamos de nuestras vidas, amores, experiencias divertidas y otras más tristes. A menudo sus historias eran incoherentes y confusas, pero con el tiempo conseguí componer el puzzle de su vida. Nos hicimos muy buenas amigas. Otras familias empezaron a acudir a mí en busca de ayuda, y pronto formamos un gran grupo. Componíamos canciones y realizábamos obras plásticas, escribíamos relatos y los comentábamos en el jardín, bajo el sol. Visitábamos bibliotecas y museos, íbamos al cine y organizábamos picnics a orillas del río.

Leí cuanto pude encontrar sobre la enfermedad de Alzheimer, aunque me ayudaba muy poco en mis situaciones cotidianas, de manera que no tuve otro remedio que buscar mis propias soluciones. Una persona con Alzheimer o demencia senil no es un «enfermo» propiamente dicho, sino que sufre un estado alterado de la mente que no le impide seguir disfrutando de una vida rica en experiencias. No tardé en darme cuenta de que todos mis amigos se consideraban bastante normales en un mundo que cada vez les resultaba más confuso.

Aprovecho lo «normal» de cada paciente y trabajo sus intereses y necesidades individuales. Juntos inventamos los días a medida que van transcurriendo. La finalidad es gozar de experiencias enriquecedoras independientemente de cuán insignificantes puedan parecer a ojos de los demás. Los momentos más especiales se producen cuando hablamos. Paso casi todo el tiempo escuchando. Todo el mundo necesita un oído atento. Trabajo con personas de diferentes trasfondos culturales y sociales, e intereses, temperamentos y grados de demencia diversos. He descubierto que algunas actitudes, formas de comunicación y enfoques son eficaces con todos los pacientes independientemente del grado de incapacidad.

Con los años he compartido estos instrumentos con familias y centros de cuidado con resultados invariablemente satisfactorios. Finalmente decidí que ya era hora de compartirlos contigo. Este libro es fruto de mis propias experiencias y de algunas de otros cuidadores.

El doctor John Becker ha dedicado mucho tiempo a revisar, añadir y analizar la información médica de este libro. Siempre me ha impresionado su conocimiento de las necesidades especiales de los ancianos, y sobre todo de los que sufren demencia senil y Alzheimer.

Ojalá te resulte útil.

JYTTE LOKVIG

Agradecimientos

Este libro es un trabajo de amor que no habría sido posible sin mis muchos amigos con Alzheimer, a quienes a lo largo de los años he enseñado a valorar los más pequeños placeres de cada nuevo día. Gracias también a las múltiples familias que tan generosamente han compartido conmigo sus experiencias.

Muchas personas han contribuido a este proyecto y sería difícil mencionarlas a todas. Durante varios años mi familia y amigos han estado a mi lado y han apoyado mi empeñada obsesión durante la redacción de este libro.

Gracias muy especialmente a los profesionales que también han compartido conmigo sus experiencias, ante todo al doctor John Becker, por sus comentarios y escrutinio de las secciones sobre Alzheimer y salud; Teresa A. Holzer me asesoró en temas de salud dental; y el doctor Mahlon R. Soloway, sobre salud ocular. Edward Williams me aconsejó en los cuidados de los pies, y la doctora Wendy Anita Van Dilla, naturópata, sobre tratamientos alternativos; Shannon Broderick Bulman, abogada, me asesoró en temas legales. Gracias asimismo al personal del programa Ombudsman, la Agency on Aging del Estado de Nuevo México y la Alzheimer's Association por su información, apoyo y consejo constantes.

Rockne Tarkington, guionista, me sugirió algunas «escenas» y diálogos que me dieron la clave del formato sencillo que andaba buscando. Damaris Ames ha sido uno de mis mayores apoyos desde el primer día. Deanna Bellinger, directora de NAMI (Asociación Nacional de Discapacitados Mentales), en el sudeste de Arizona, compartió sus experiencias conmigo. Mi amiga Cecelia Davidson, artista, ha sido mi lectora más crítica, y mi amigo Douglas Houston, mi irremplazable gurú informático. Gracias a Ruth Dennis, directora de actividades de Alzheimer, y a Catherine Wallace, directora de Marian House Alzheimer's Home en Sidney, Australia, por sus interesantes ideas.

Y mi sincero agradecimiento a mis editores en New Harbinger, Spencer Smith y Kayla Sussell. Trabajar con ellos ha sido un placer.

Introducción

Cuidar de un enfermo de Alzheimer es una tarea difícil y exigente. Este libro se escribió para ayudar a afrontar muchas de las situaciones en las que probablemente te encontrarás como cuidador. Problemas típicos basados en historias reales y soluciones eficaces se han ordenado alfabéticamente. Puedes leerlo de principio a fin o consultar directamente una cuestión específica. Al final de cada sección se incluyen referencias a otros temas relacionados.

Es posible que las situaciones descritas no sean idénticas a las tuyas, pero sí lo bastante similares como para adaptarlas a tus necesidades. A menudo nos referimos a «mamá» y «papá», aunque en realidad bien podrías estar cuidando de otro pariente, amigo, pareja o cliente. Hemos intentado distinguir entre las diferentes etapas de la enfermedad, pues hemos constatado que, en todos los casos, los factores más significativos son la actitud y la comunicación.

A medida que progresa la enfermedad, el alcance mental del paciente puede declinar a causa de una capacidad y percepción disminuidas, pero sus necesidades emocionales no cambian. Un cuidado eficaz implica enfoques creativos para respetar la dignidad de la persona y un sentimiento de confianza. Si esta información es nueva para ti, algunas de nuestras ideas tal vez te parezcan heterodoxas, pero cuando las pongas en práctica, verás que tienen sentido.

Se suele creer que un cuidador debe potenciar constantemente la «realidad» en una persona demente. Sin embargo, y dado que el Alzheimer destruye las células cerebrales responsables de la memoria a corto plazo, cualquier «terapia de la realidad» es vana. Ahora comprendemos que la validación de los sentimientos y pensamientos de una persona es en realidad lo más importante que podemos hacer los unos por los otros independientemente de cuál sea nuestro estado mental. Esto, con un paciente de Alzheimer, muchas veces implica utilizar «mentirillas».

La enfermedad de Alzheimer provoca pérdida de memoria. Los enfermos de demencia senil es posible que no recuerden lo que ha ocurrido hace una hora, mientras que recuerdan perfectamente algo acontecido en su niñez. Teniendo en cuenta que el presente es cada vez más confuso para ellos, con frecuencia los pacientes se refugian en el pasado. Cuando le ocurra a tu ser querido, será el instinto lo que te llevará a hacer cuanto esté en tus manos para devolverlo al presente. No obstante, cuando se produce esta situación, es importante darse cuenta de que el enfermo puede estar reviviendo un suceso en lugar de simplemente recordarlo, y ayudarlo a regresar al presente será mucho más fácil si validas su experiencia reaccionando como si estuvieras compartiéndola.

Quizá tengas reparos con las mentirillas, pero en este caso, tu respuesta debería fundamentarse en la realidad del enfermo en el momento. Tu mentira es en realidad su verdad, y es la forma más amable y considerada de acompañarlo en su experiencia. Imagina, por ejemplo, que has abierto tu corazón y tu casa a tu madre desde que le diagnosticaron Alzheimer y no podía vivir sola. Es posible que se enojara tanto al desarraigarla de su propio hogar y que se resistiera tanto a tus cuidados que no tuviste otra alternativa que ingresarla en un centro asistencial, aun a costa de hipotecar tu casa para costearlo.

Antes de dar un paso tan drástico, lee atentamente este libro y utiliza nuestras sugerencias para explorar nuevas perspectivas de aproximación a tu madre y ayudarla. Es posible que ya no sea capaz nunca más de expresar sus sentimientos hacia ti y que se sienta asustada y confusa. Todo su mundo se ha invertido y a menudo no tiene ni idea de dónde está o de quién es. Con sus expresiones de disgusto y agresividad probablemente te transmitirá lo atemorizada que está. Necesita que te mantengas fuerte, tranquila y dispuesta a apoyarla.

Al principio, tendrás que aprender a ignorar sus rabietas y hacerle comprender que la quieres y valoras. Las primeras semanas serán las más difíciles, pero con la práctica, tus reacciones de apoyo se convertirán en su segunda naturaleza. No es ni mucho menos un sendero fácil, pero en lugar de lamentarte por la pérdida de la madre de antes, celebra la persona que es ahora, un ser humano vital que aún tiene mucho amor, muchas risas y mucha alegría que compartir contigo.

A

Aceptación

Papá es muy diferente ahora de como era hace pocos años, antes de la aparición de su demencia. Ha sido muy duro para ti aceptar la verdad de que el padre que conociste nunca volverá. En ocasiones, cuando dice o hace algo familiar y se comporta como solía hacerlo, te sientes impulsado a echarte en sus brazos para evitar que se disipe de nuevo. Es natural lamentar la pérdida, pero al mismo tiempo, en aras de tu supervivencia emocional, intenta aprender a aceptarlo como es. Muchas veces vive en una realidad alterada. Procura vivir en este espacio con él y mira las cosas desde su punto de vista. No es fácil y te llevará algún tiempo acostumbrarte, pero la recompensa será una relación mucho más fluida.

Aunque es un hecho que la demencia de tu padre no es probable que mejore, aún puede ser una persona importante en tu vida. Vive intensamente tu experiencia diaria como cuidador y márcate objetivos razonables. Aprecia los pequeños logros tales como un baño sin problemas o un paseo placentero, y cuando hayas conseguido pasar un día entero sin conflictos, celébralo como un éxito personal.

No seas demasiado duro contigo mismo; el proceso de aceptación lleva tiempo. Aunque tu padre ya no vuelva a ser nunca más el mismo, quien es ahora puede ser aún interesante, divertido e incluso adorable. No le grites ni lo trates con desconsideración cuando te sientas triste o impotente. Abrázalo con cariño.

Tu madre podría confundirte con su hermana o incluso su propia madre, pero no hay duda de que te reconoce como alguien en quien confía y a quien ama. Tu voluntad de ser aceptado como una de estas otras personas importantes en su vida te dará la oportunidad de aprender más acerca de ella, no sólo como madre, sino también como ser humano.

Has pensado en mamá como en tu mejor amiga durante tu edad adulta, de manera que cuando te ha necesitado, te pareció natural acogerla en tu casa y cuidar de ella. Ahora que te has acostumbrado al paso más lento de la vida, todo parece estar en orden. Pero puede llegar el día en que te despiertes para desayunar y se comporte como nunca antes lo había hecho. Puede abrazarse a la almohada con un evidente temor y gritarte como a un «extraño» que ha invadido su dormitorio. Puede acusarte de mantenerla prisionera y no dejar que regrese a su hogar. Por tu parte, puedes explicarle hasta la saciedad por qué está viviendo contigo, y que ella no atienda a tus ruegos hasta que finalmente acabes sumido en la tristeza y culpabilidad. Intentarás reconfortarla, pero seguirá rechazándote en un profundo estado de pánico. Sentirás como si se te rompiera el corazón. Tu propia madre no sabrá nunca más quién eres y no tendrás la menor idea de lo que debes hacer.

Puede llevar algún tiempo recomponer las ideas y tranquilizarte para intentarlo de nuevo. Pero al abrir, vacilante, la puerta de su habitación, tal vez la encuentres sentadita en el borde de la cama sollozando. Al verte, es posible que su rostro se ilumine de amor y diga: «Hola, Susana».

(*Véase también:* Comprensión; Demencia; Empatía; Enfermedad de Alzheimer; Realidad; «Soy normal»; Validación)

Actitud

A medida que vayas leyendo este libro, descubrirás que el tema central es el mantenimiento de una actitud positiva. No siempre es fácil, pero con un enfoque sereno de las situaciones cotidianas, verás que tu abuela responde a menudo más favorablemente. Refleja tus estados de ánimo y tus actos. También es importante para ti saber cómo ha cambiado su memoria y capacidad de pensar. Muchas veces vive en una realidad alterada, mostrando una regresión hacia los recuerdos agradables de su infancia. Si adaptas tus reacciones a su realidad, se mostrará mucho más cooperadora.

La enfermedad de Alzheimer ha cambiado la personalidad de tu abuela. A menudo hace o dice cosas que nunca habría hecho o dicho antes de desarrollar la enfermedad. Es incapaz de controlar su estado de ánimo y sus sentimientos, y ahora más que nunca necesita tu apoyo y aceptación. En ocasiones te será difícil controlar tus reacciones; recuerda siempre que su comportamiento es el espejo de tu estado de ánimo.

Hay veces en que estarás a punto de perder los estribos; respira hondo y contrólate. Y si las cosas se ponen realmente feas y crees que no vas a poder contenerte, vete a otra habitación o sal de paseo. Independientemente de lo que suceda, recuerda que se trata de Alzheimer y que tu abuela ya no es capaz de controlar su conducta. Aun así puedes influir en ella con tu actitud.

Decide lo que es más importante en cada momento. Con frecuencia deberás dejar a un lado tus viejas ideas de lo que es adecuado y concentrarte en sus necesidades desde su perspectiva. Si está muy ansiosa, tu serenidad la tranquilizará. Es posible que tu primera reacción sea fingida, pero puede ser muy duro aceptar que tu abuela puede comportarse tal como lo está haciendo. Una vez sosegada, sugiérele una actividad que la entretenga para propiciar un estado mental positivo.

Muchas veces tendrás que cambiar tus ideas acerca de lo que es o no importante y concentrarte en la dicha de compartir con ella los pequeños placeres de la vida. Y no olvides que el humor y una actitud desenfadada te ayudarán a superar innumerables obstáculos. Limita tus comentarios jocosos a cosas que a ella le resulten divertidas. Habrá veces en las que hará o dirá cosas realmente cómicas. Por muy difícil que te resulte en ese momento, nunca te rías de ella.

Empieza cada día con un saludo jovial: «¡Buenos días a ti!, ¡buenos días a ti!... (con la melodía de *Cumpleaños feliz*). ¡Hoy va a ser un día muy especial! Empezaremos con un buen desayuno. El desayuno es la comida más importante del día. O por lo menos eso es lo que decía siempre mi abuelita. ¡Ay, sí, claro, tú eres mi abuelita!».

Recurre a palabras y expresiones de reafirmación para potenciar estas buenas sensaciones, tales como:

«Estoy tan contento de que hayas pensado en esto.»

«Me hace tan feliz compartirlo contigo. Me encanta que lo hagamos juntos.»

«¿No es una suerte que nos tengamos el uno a la otra?»

También debes cuidar de ti. Descansa cuando estés fatigado, sal de casa y diviértete con tus amigos y familiares.

Y a pesar de todas las preocupaciones, procura mantener el sentido del humor, ya que a menudo es lo único que evitará que acabes enloqueciendo.

Muchas veces te sentirás frustrado por actitudes de terceros. No en balde te has convertido en un acérrimo defensor de tu abuela. En lugares públicos has aprendido a ignorar las miradas insensibles ocasionales. En cuanto se refiere al contacto con el mundo exterior, te estás convirtiendo en su portavoz y estás invariablemente a su lado cuando un desconocido se comporta con desdén o hace comentarios inapropiados.

(*Véase también:* Aceptación; Conversaciones; Dignidad; Empatía; Entretenimiento; Lenguaje infantil; Preguntas; Reacciones; «Soy normal»; Validación)

■ ■ ■ ■ ■ ■ ■

Actividades

Las actividades son esenciales para el bienestar mental de cualquier ser humano, y tu tío Ricardo no es una excepción. Tal vez no sea capaz de recordar muchas de las cosas que hacía contigo, pero las experiencias siguen ayudándolo a sentirse enriquecido e implicado. Como buen cuidador, descubrirás un equilibrio entre manutención, como por ejemplo, la ducha y las comidas, y las actividades que hace solo o que comparte contigo, placenteras y autorrealizadoras.

La jubilación ha sido difícil para el tío Ricardo. Ya no tiene su trabajo para darle una razón para levantarse por la mañana y ha perdido el sentido de ser valorado que sentía al recibir la nómina. Los jubilados en perfectas condiciones de salud encuentran actividades sustitutorias para mantenerse estimulados y vitales, pero a causa de su demencia, el tío Ricardo no es capaz de hacerlo por sí mismo. Necesita tu ayuda para que las cosas ocurran. Al principio puede exigir un cierto esfuerzo extra por tu parte, pero pronto redundará en un hombre más feliz y una vida más fácil para ambos. Este libro sugiere muchas ideas para juegos, proyectos de grupo, excursiones y áreas de actividades especiales en casa.

El éxito de los proyectos del tío Ricardo dependen en gran medida de tu comportamiento. Por sencillo que sea, es tu actitud la que le conferirá legitimidad e importancia. Independientemente de cuál sea la actividad, es esencial tomarla seriamente. Imagina, por ejemplo, que el tío Ricardo se ha mostrado inquieto desde el desayuno. Necesita algo que hacer que lo ayude a sentirse bien consigo mismo. ¿Qué puedes hacer para ayudarlo?

Empieza pidiéndole ayuda. Por ejemplo, podrías decir: «Perdona, tío, ¿estás ocupado ahora? Podrías ayudarme en esto. ¿Quieres verlo? ¿Ves este montón de catálogos? Están mezclados. ¿Me ayudarías a ordenarlos, por favor? Siempre se te ha dado muy bien este tipo de cosas».

Cuando acceda, reúne los catálogos y di: «Veamos..., hay varios catálogos de jardinería, de gastronomía, de mobiliario, y catálogos de Avon, todos mezclados en esta enorme pila... ¿Puedes clasificarlos?».

Anímalo a realizar la tarea de la forma que él mismo decida, ya sea mirando los catálogos uno por uno o reapilándolos. Cualquiera que sea su preferencia, dale las gracias por su ayuda. Necesitarás mucha paciencia, pero durante el proceso le estás dando a entender que valoras su ayuda, reafirmando al mismo tiempo su sentimiento de autodeterminación. Es importante que no le hables como cuando era un niño; es demente, pero no estúpido.

(*Véase también:* Cantar; Cocina; Ejercicio; Espacio personal; Juegos; Lectura; Proyectos; Salidas)

■ ■ ■ ■ ■ ■ ■
Afecto

Tu primo Alfonso tiene muchas dificultades para hablar estos días, de manera que estás prestando una mayor atención a la comunicación no verbal. Has observado que gestos afectuosos tales como abrazos, besos y tomarle la mano parecen tranquilizarlo y reacciona mejor a tus indicaciones. Decides acariciarlo y abrazarlo en todo momento, pero también es importante que de vez en cuando le pidas permiso. Por ejemplo, «Alfonso, ¿me das un abrazo, por favor?». Es muy probable que eso le haga feliz. Durante un breve instante podrías sentirte de nuevo como cuando tenías seis años y él era un hombretón fuerte y enérgico que siempre terciaba en tu defensa. Lo sientes y él también lo está sintiendo. Y después del abrazo, puedes decirle: «Gracias, tus abrazos me hacen sentir muy bien» o «¿Quieres que te dé un masaje en la espalda?».

Al pedir su consentimiento, le estás dando la oportunidad de elegir, potenciando así su sentido de control sobre su vida. Quizá te sorprenda mostrándose mucho más cooperador y atento.

(*Véase también:* Masaje; Preguntas)

■ ■ ■ ■ ■ ■ ■
Agresividad

Imagina que un día tu abuela te agrede, propinándote patadas y chillando incoherentemente. Es evidente que algo ha desencadenado su arranque. Antes de hacer nada, debes tranquilizarla. Con voz firme pero suave, y el tono lo bastante alto como para llamar su atención, podrías decir: «Abuelita, no entiendo lo que dices. Baja la voz, por favor, para que pueda oírte. Quiero ayudarte». O bien en voz muy alta: «Abuelita, ¡te quiero!».

Si parece receptiva, podrías continuar diciendo: «¿Me das un abrazo? Necesito que me abraces, por favor». Rodéala con los brazos y apriétala suavemente pero con firmeza hasta que sientas que se relaja. Una vez más serena, cambia el entorno acompañándola a otra habitación. Mientras la ayudas a sentarse, di: «Abuelita, te quiero y me duele verte tan disgustada. Quiero ayudarte. ¿Me explicas qué te sucede?».

Podría responder algo así como: «Quiero irme a casa. ¡Me tienes prisionera! No quiero estar aquí. ¡Quiero irme a casa!». Puede estar refiriéndose al pequeño apartamento en el que vivía antes de instalarse contigo en tu casa, o a su hogar de la infancia. Independientemente de cuál sea su recuerdo, de nada servirá a efectos prácticos mientras esté en este estado mental recordarle que su «hogar» está ocupado ahora por otras personas. En otros momentos es posible que parezca comprenderlo y aceptarlo, pero ahora probablemente no. Podrías decirle: «Quizá podamos ir más tarde, abuelita, pero estoy preparando la comida y hace unos minutos me dijiste que estabas hambrienta. ¿Por qué no comemos primero?».

Has disfrutado de un agradable almuerzo con ella. Ahora podrías preguntarle: «¿Te he dicho ya lo contenta que estoy de que podamos pasar tanto tiempo juntos? ¡Me hace muy feliz tenerte en mi vida!».

EN PÚBLICO Imagina que acabas de cenar con tu abuela en un bonito restaurante y que es hora de volver a casa. Sales del local e intentas acompañarla entre la muchedumbre en una acera atestada. De pronto, algo la aturde. Intenta soltarse bruscamente de tu brazo y grita: «¡Socorro! ¡Llamen a la policía! ¡Socorro! ¡Me han secuestrado!».

Estás atónito. Te golpea el brazo con todas sus fuerzas. No tenías ni idea de lo fuerte que era. Algunas personas se paran y miran. Otras pasan rápidamente de largo sin intención de involucrarse. Un hombre se aproxima para «ayudar». Tu abuela le sujeta el brazo y se abraza a él, obligándote a soltarla. Al observar el rostro del hombre, te asombra comprobar que... ¡te está mirando fijamente!

Es la situación más desagradable que has vivido hasta ahora. Enseguida van tomando forma en tu mente ideas de centros asistenciales y residencias psiquiátricas, alternativas todas ellas de ensueño a tenor del trance por el que estás pasando. Para los extraños, tu abuela parece estar completamente lúcida, una mujer normal como cualquier otra, mientras que tú estás tan disgustado que probablemente tienes un aspecto pálido y acongojado. Aquel hombre piensa que eres una «mala» persona. Te sientes mortificado.

Respira hondo y no hables hasta que puedas utilizar un tono de voz normal. Luego, con calma, vuélvete hacia el desconocido y dile: «Muchas gracias por ayudarme con mi abuela. Es difícil llevarla entre tanta gente. A veces, su Alzheimer la hace sentir claustrofóbica. Muchas gracias por preocuparse».

Por una vez tal vez hayas necesitado hablarle a tu abuela en un tono condescendiente para imponer tu criterio al presunto «rescatador». Por desgracia, la mayoría de la gente da por sentado que ésta es la forma en la que se supone que los cuidadores tienen que comunicarse. Dile: «Abuelita, tenemos que ir a casa. Dale las gracias a este amable señor».

Cuando por fin te hayas alejado de la transitada calle, el verdadero desafío es no enfadarte con ella. Lo más probable es que haya olvidado el incidente. Sin embargo, en aras de tu propia cordura, necesitas liberar tensión. Llama a tu grupo de apoyo para cuidadores de enfermos de Alzheimer, a un buen amigo o a un familiar para poder compartir tus experiencias y sentimientos.

Has salido de compras con tu madre. Estás en unos grandes almacenes. Un vendedor se ha fijado en un moretón en su brazo y hace un comentario al respecto. La reacción inmediata de mamá es exclamar a voz en grito: «¡Me lo ha hecho mi hija! ¡Me pega y me encierra! ¡Rápido, llamen a la policía!».

Mientras el empleado intenta recuperar la compostura, tomas a tu madre de la mano y te diriges hacia el coche. Una vez en casa olvidas el incidente hasta que un agente de policía y alguien de los Servicios de Protección a los Adultos llaman a tu puerta. ¡Vaya! Hacen falta muchas llamadas de teléfono y explicaciones para convencerlos de que tu madre sufre la enfermedad de Alzheimer y de que la marca en el brazo es una simple magulladura. Finalmente se despiden deseándote buena suerte. No quieres pasar de nuevo por una situación semejante. ¿Qué deberías hacer?

Puedes comprender la razón por la cual el vendedor ha avisado a las autoridades; después de todo, tu madre parece normal y puede parecer totalmente lúcida. La próxima vez que suceda algo similar, no te marches sin dar una explicación. Es una buena idea ponerle un brazalete con una inscripción grabada: «enferma de Alzheimer». Los demás sabrán inmediatamente a qué atenerse. También puedes ponerte en contacto con cualquier servicio de urgencias en tu área. Facilítales una fotografía de tu madre y una descripción física. Si se repite una situación semejante, pide a la otra persona implicada que llame a la comisaría de policía o al centro asistencial en el que la atienden para confirmar la enfermedad de tu madre. De este modo te evitarás los estresantes eventos posteriores.

(*Véase también:* Conversaciones; Empatía; Entretenimientos; Identificación; Volver a casa)

■ ■ ■ ■ ■ ■ ■
Alucinaciones

Para tu amiga Alicia, sus alucinaciones son reales. Para ayudarla a volver a la realidad, puedes «penetrar en su espacio» y remediar la situación. Si lo consigues, luego te resultará fácil distraerla. «Penetrar en su espacio» significa que te unes a ella en su experiencia con empatía y sensibilidad. Cuando seas capaz de sentir lo que está sintiendo, tendrás más posibilidades de traerla de nuevo al presente.

Imagina que un día estás comiendo con Alicia cuando de pronto exclama: «¡Ahuyentad a ese león!». Podrías decirle que ahí no hay nada y que son imaginaciones suyas. No lo hagas. Respira hondo y dile: «Apuesto a que está hambriento. Me lo llevaré y le daré de comer».

Simula llevarte al «león» de la habitación, cerrando la puerta tras de ti. Al regresar, dile con absoluta seriedad: «Menos mal que me lo has dicho. Realmente estaba hambriento. Le he dado algo de comer y ha vuelto a la selva. ¿Quieres un poco más de té helado?».

(*Véase también:* Empatía; Entretenimientos; Honradez; Mentirillas; Realidad; Validación)

Ambientes multitudinarios

La mayoría de nosotros estamos encantados de vivir en este mundo lleno de sorpresas, pero puede llegar el día en el que tu familiar enfermo de Alzheimer sea incapaz de soportar el estímulo del ruido y los ambientes atestados de gente. Esto no quiere decir que tengas que interrumpir las salidas y los paseos, sino seleccionar los entornos más tranquilos. Ese día sin duda llegará, pero aun así es importante para esa persona sentirse, en lo posible, parte del mundo.

Imagina que has ido con tu tía Julia a uno de sus grandes almacenes favoritos. Rebajas de fin de temporada. La planta está a rebosar de compradores y el ruido ambiente es infernal. Ir a la caza de las mejores oportunidades había sido siempre una de sus grandes aficiones, de manera que te asombra que se muestre bastante disgustada y quiera desasirse del brazo. Apenas puedes controlarla y se dirige apresuradamente hacia la salida. Cuando finalmente consigues llegar hasta ella, podrías intentar llevarla a la sección de zapatería, donde siempre solía entretenerse horas y horas probándose una infinidad de modelos. Dile: «Tía Julia, vamos a ver zapatos. Tal vez encuentres unos que te gusten. Fíjate en esos marrones. Son preciosos».

Pero cuando esperas una reacción entusiasta, te mira fijamente con lágrimas en los ojos. No hay alternativa. La acompañas rápidamente hasta la salida. Llévala de la mano y háblale con dulzura: «Ya verás. Ahora iremos a un lugar tranquilo a tomar una limonada».

Es probable que tu tía esté sufriendo una sobrecarga sensorial. Demasiado ruido, demasiada gente y demasiado movimiento a su alrededor. Los centros comerciales y los grandes almacenes pueden ser muy desconcertantes para alguien que tiene dificultades para clasificar impresiones. Llévala de compras a comercios y tiendas más pequeños. Las situaciones más difíciles para la tía Julia pueden ser aquellas en las que intervienen los familiares y amigos a los que ama. Se puede sentir abrumada en nutridas reuniones familiares y reaccionar con inquietud.

Intenta explicar a los presentes que la tía Julia se agita con facilidad cuando hay mucha gente y que prefiere los encuentros unipersonales. Acompáñala a un rincón tranquilo de la sala e invita a los demás a que se acerquen y hablen con ella de uno en uno.

(*Véase también:* Actitud; Empatía; Restaurantes; Salidas)

■ ■ ■ ■ ■ ■ ■

Amigos

Tu marido, enfermo de Alzheimer, tiene la suerte de que uno de sus viejos amigos vive en el vecindario. Tiene la misma dolencia. Has planteado a su cuidador la posibilidad de que puedan pasar una tarde juntos por lo menos una vez al mes. El amigo de tu marido se muestra tan confuso como él, pero aun así, los dos están a gusto juntos recordando los viejos tiempos.

Ya estás acostumbrada a oír las mismas historias una y otra vez durante estos encuentros, y llegas a la conclusión de que no tienen importancia; son simplemente una forma de expresar el amor que comparten el uno hacia el otro. Te sientas y los observas. Los ves tal como son: dos niños de primaria. Se lo pasan muy bien juntos y te sientes privilegiado de poder compartir ese tiempo con ellos. Si tienes una cámara de vídeo o un casete, sería un buen momento para usarlo.

Todos necesitamos amigos y gente con la que relacionarnos independientemente de cuál sea nuestro estado mental. Estás haciendo un excelente trabajo como cuidadora, pero por más que lo intentas no consigues proporcionar el tipo de compañerismo que sólo un amigo puede ofrecer.

Tu abuelita se ha instalado en tu casa. Vivía en otra región del país. Te das cuenta de que necesita tener sus propios amigos, pero sus habilidades sociales casi han desaparecido, de manera que depende exclusivamente de ti como compañero. Llevarla a las reuniones de un grupo de cuidadores ha sido un acierto; ha entablado amistad con una de las mujeres. Ninguna de las dos recuerda el nombre de la otra, pero no parece importarles. Cuando se encuentran, se saludan como si fueran viejas amigas que no se ven desde hace una eternidad. Les facilitas la conversación, haciéndola más fluida. De lo contrario tal vez permanecerían calladas durante toda la visita. Durante los lapsus en la conversación, te sientes incómodo con el silencio, pero adviertes que se sienten inmensamente felices simplemente estando juntas.

(*Véase también:* Compartir los cuidados; Comunicación; Conversaciones)

■ ■ ■ ■ ■ ■

Amor

(*Véase:* Aceptación; Afecto; Mentirillas; Muerte;
Sexualidad; Validación)

■ ■ ■ ■ ■ ■ ■

Animales de compañía

Está demostrado que los animales tienen un efecto terapéutico muy positivo. Basta acariciar un perro o un gato para aliviar el estrés y moderar la tensión arterial. Los centros asistenciales para enfermos discapacitados más modernos han empezado a utilizar «mascotas terapeutas» a causa de sus efectos relajantes en los residentes. Gatos, perros y conejos figuran entre los más comunes.

Imagina que un día llegas temprano al centro de día para recoger a tu abuelita y la encuentras acariciando un perrito que ha traído de visita un voluntario del criadero local. Está encandilada, con una sonrisa que ilumina su rostro. Parece en paz y feliz. Ya habías considerado la posibilidad de adoptar un gato o un perro, pero aún no te has decidido. Viéndola así reconsideras aquella posibilidad.

Dirígete a un criador y pídele que busque un gatito o un perrito dulce y de buen carácter para adoptarlo. Los cachorros son una preciosidad, pero suelen ser difíciles de manejar. Es preferible optar por una mascota adulta.

Si el arrendatario de tu apartamento no permite tener animales de compañía en casa, compra una pecera. Muchas personas encuentran muy relajante sentarse y observar el movimiento lento y sinuoso de los peces. Algunas jugueterías venden acuarios simulados de aspecto tan real que incluso es posible que tu madre intente dar de comer a los peces.

(*Véase también*: Afecto)

■ ■ ■ ■ ■ ■

Apetito

El apetito de papá ha cambiado. A veces apenas toca la comida, mientras que en otras no para de comer. En realidad su demencia puede afectar a sus sentidos de hambre y saciedad, de manera que carece de relevancia cuándo y cómo come. Si es tu caso, responde a las preguntas siguientes:

- ‣ ¿Está influyendo la medicación en su apetito?
- ‣ ¿Tiene problemas de eliminación?
- ‣ ¿Tiene problemas dentales?
- ‣ ¿Tiene dolores?
- ‣ ¿Hace suficiente ejercicio?
- ‣ En cualquier caso, ¿su estado de ánimo es bueno?
- ‣ ¿Muestra signos de depresión?
- ‣ ¿Ha olvidado cómo se usan los cubiertos?

Si no observas ninguno de estos problemas, estos trastornos en la alimentación se deben probablemente a su enfermedad. Puedes ayudarlo modificando tu enfoque de cocinar y de las comidas. Si tu padre muestra un apetito voraz un día, prepárale un desayuno copioso, y si al siguiente sólo le apetecen aperitivos, ¿por qué no dejar que los coma? ¿Por qué hay que hacer necesariamente tres comidas al día?

Entretanto, puedes controlar su ingesta general para asegurarte de que se ajusta a sus necesidades dietéticas básicas. Comprueba que está tomando sus vitaminas diarias y, si es necesario, añade complementos nutritivos. Ten cuidado;

A

las bebidas de complemento populares suelen contener mucho azúcar. Si este problema persiste y estás preocupado, acude al médico.

(*Véase también:* Comer; Depresión; Dieta y nutrición; Ejercicio; Salud)

■ ■ ■ ■ ■ ■ ■
Apoyo secuencial

A menudo la confusión de la abuela le impide realizar incluso las tareas más simples. Su cerebro ya no procesa la información igual que tú. Puedes ayudarla recurriendo al «apoyo», tanto verbal como físico. Mientras le hablas durante la tarea que está realizando, utiliza un tono de voz adulto, a pesar de que en este tipo de situaciones te entristezca verla tan impotente.

Cualquier movimiento corporal puede implicar una planificación subconsciente. Andamos apresurados por una acera a la hora punta y no topamos con la gente. Mientras andamos, nuestro subconsciente está rastreando y memorizando constantemente el terreno. Pero tu abuelita ya no es capaz de procesar estas impresiones subconscientes. Camina vacilante e insegura a causa de su incapacidad para anticiparse a lo que ocurrirá a continuación. Te has convertido en su «guía en movimiento»; describe en voz alta lo que hay unos pasos más allá y llévala del brazo.

Imagina que vas a salir con ella en coche y que te mira asustada. No tiene ni idea de cómo se sube al coche. Necesita tu ayuda. Imagina que es la primera vez que se monta en un vehículo. Guíala paso a paso con voz clara: «Éste es tu asiento» (da unas palmaditas en el asiento). «Primero un pie (dale palmaditas en la pierna izquierda), «y luego te sientas. Te sujetaré para que no te caigas. Ahora entra el otro pie y desplázalo hasta el centro del asiento. ¡Perfecto! ¡Ya está!».

La próxima vez que vayas a llevarla en coche, probablemente tendrás que repetir todo el proceso. Sé siempre clara y precisa, y no le hables en un tono condescendiente.

Te estás acostumbrando a hablar durante la realización de la mayoría de las cosas que haces con tu abuela o que haces tú sola mientras te observa. Al principio era complicado y te sentías medio tonta hablando en voz alta, pero ahora esta nueva técnica se ha convertido en algo habitual para ti.

«Vamos a ver. Voy a cambiar las sábanas de la cama antes de salir de paseo, ¿de acuerdo?... ¿Me echas una mano?... Aquí está tu sábana limpia. ¿Quieres sostenerla mientras quito la sucia?... ¿Puedes pasarme ahora la limpia, por favor?... Primero la sujetaré debajo de esta esquina del colchón..., y ahora debajo de esta otra... Ahora la aliso y la sujeto debajo del pie de la cama... ¿Qué te parece? Ha quedado bien, ¿verdad?»

Pídele su opinión a menudo, aunque no piense con claridad o su respuesta no guarde relación con la pregunta. Simplemente responde como si te hubiera dado una idea excelente pero sin exagerar demasiado. Muéstrate sincera y comedida.

Has ofrecido un apoyo secuencial a tu amiga Sonia durante la realización de todas las tareas domésticas, desde cómo usar el cuarto de baño hasta cómo abrocharse los botones de la blusa. Has observado que este proceso es más fácil si modificas tu vocabulario y tus métodos de guía. Con frecuencia, Sonia se muestra confusa a la hora de diferenciar la derecha de la izquierda, de manera que has aprendido a replantear las instrucciones diciendo «este lado» o «el otro lado». Por ejemplo, para ayudarla a vestirse, dices: «¿Estás preparada para ponerte la blusa? Pon un brazo por esta manga» (le muestras la manga), «y luego el otro brazo por la otra manga». Y «Aquí están tus zapatos. Pon este pie en este zapato» (se lo señalas), «... y el otro pie en el otro zapato».

Cuando Sonia ve una cuchara, tal vez no recuerde de qué se trata y por lo tanto no es capaz de preparar la mano para sujetarla. Ayúdala colocando la cuchara en su mano hasta que los dedos recuerden lo que deben hacer. Dile: «Aquí está la sopa. Ésta es la cuchara. ¿Puedes sujetarla con esta mano?» (mientras le colocas la cuchara en la mano).

Tu amiga puede haber olvidado también el nombre de las partes del cuerpo, de manera que cuando tenga que hacer algo específico, puedes ayudarla dando unas palmaditas en el brazo o la pierna que tenga que usar: «Voy a abrir el grifo para la ducha. Siéntela en la mano» (mientras le tocas la mano) «y dime si está demasiado caliente o si estás a gusto».

Otras instrucciones pueden aturdirla, tales como «date la vuelta» o «mira» en una dirección determinada. Si dices «El vaso está detrás tuyo», quizá no tenga ni idea de lo que significa, pues no puede ver el vaso. Dale suavemente la vuelta hasta que lo vea y pónselo en la mano mientras comentas: «Aquí está tu vaso con tu zumo favorito. Ven, siéntate» (mientras das unas palmaditas en la silla). «Y ahora a disfrutar con el zumo».

Esta guía paso a paso puede parecer tediosa, pero pronto formará parte de tu comportamiento. Ese escaso tiempo extra que dedicas al apoyo secuencial te evitará una infinidad de problemas fruto de la confusión y frustración de Sonia.

(*Véase también:* Caminar; Comer; Elegir; Elogios; Salud; Vestirse; WC)

Ayuda en casa

Has decidido que necesitas a alguien que cuide de tu padre. Hasta la fecha te has ocupado personalmente: limpiar, cocinar y cuidar de ti y de tu padre. Se te ha agotado la energía con una rutina tan frenética y no tienes tiempo ni ganas de divertirte ni de hacer nada para tu propio solaz (ni tampoco para el suyo). Veamos algunas alternativas acerca de la ayuda en casa.

ASISTENTE DOMÉSTICO Si tu presupuesto te lo permite, puedes contratar a un asistente doméstico a jornada completa para que te ayude en los quehaceres diarios o una persona a media jornada una o dos veces por semana para hacer la colada y fregar los suelos. Es muy probable que interactúe con tu padre; adviértele en lo necesario para que pueda comunicarse con él sin excesivos problemas.

COMPAÑERO PERSONAL Si trabajas todo el día y no puedes dejarlo en un centro de día para adultos, podrías contratar un compañero para él. Esta persona puede ofrecerle estímulo intelectual pasando tiempo con él en casa, y leerle, conversar o jugar con él. También puede llevarlo de picnic, de paseo al parque, a la biblioteca o a un museo donde pasar un rato entretenido. Podrías dirigirte a un instituto de educación secundaria y preguntar si a algún alumno podría interesarle el trabajo.

Es importante que papá se sienta a gusto con su compañero y que sean compatibles. Además de verificar las referencias de los candidatos, deberás asegurarte de que están abiertos a nuevas ideas y enfoques en el cuidado de un enfermo de Alzheimer. Obsérvalo durante un par de horas mientras interactúa con él. ¿Lo trata con respeto? ¿Parecen estar pasando un buen rato juntos? En principio, su nuevo compañero debería probar los diferentes enfoques, siempre bajo tu supervisión, de este libro para que comprenda cómo esperas que trate a tu padre.

CUIDADOR Si papá tiene problemas ambulatorios, considera la posibilidad de contratar a un cuidador que venga a tu casa a diario o dos o tres veces a la semana para ayudarte con el baño, afeitado y otras situaciones físicas en las que precises ayuda. Infórmate en el Departamento para la Tercera Edad de tu Ayuntamiento para que te remitan a agencias o personas cualificadas. Recuerda siempre comprobar las referencias y competencias cuando contrates a cualquier tipo de asistente privado.

FAMILIA Ante todo deberías hablar con tus hermanos y otros miembros de la familia. Si viven fuera de la ciudad, pídeles que vengan a pasar un par de días o una semana con papá, por turnos. Si tu padre aún puede viajar, llévalo a casa de tus familiares para que viva con ellos algún tiempo. Sé insistente; es la típica situación en la que todos deben colaborar y estás en tu derecho de exigirlo. Cuidar de tu padre debería ser una responsabilidad compartida.

Si viven cerca, puedes acordar un programa que te permita descansar por lo menos un día a la semana. O por lo menos, pídeles que te ayuden a menudo en las tareas domésticas o en la cocina.

(*Véase también:* Centros de día; Compartir los cuidados; Descanso; Familia; Grupos de apoyo)

B

■ ■ ■ ■ ■ ■ ■
Bañarse

A medida que tu abuela vaya dependiendo cada vez más de
ti y de los demás, advertirá que va perdiendo poco a poco su
autonomía. Pero aún quedan algunas actividades que le permiten comprender que sigue teniendo un cierto control
sobre su vida: bañarse, comer y vestirse. Imagina que te has
acostumbrado a ayudarla a bañarse, enjabonarse, aplicarse el
champú y secarse. Todo parece ir como una seda hasta que
de pronto, una tarde, a la hora del baño, te pega, pierde los
nervios y te insulta. ¿Cómo puedes manejar esta situación?

Antes de optar por la firmeza, imponer tu voluntad y
obligarla a bañarse, hazte estas preguntas:

▸ ¿Necesita bañarse realmente hoy?
▸ ¿Con qué frecuencia solía bañarse en el pasado?

En la mayoría de los países occidentales la gente suele
bañarse o ducharse a diario, pero la generación de tu abuela sólo lo hacía cuando era necesario. Tal vez recuerdes que
alguna vez te había contado que en su familia se bañaban
una vez por semana. Ahora está viviendo en la realidad
alterada de su infancia, de manera que podrías considerar
la posibilidad de bañarla una o dos veces a la semana en
lugar de cada día. Si es posible, utiliza detalles de sus historias de cuando era pequeña para que se sienta más segura
en el baño. Por ejemplo, podrías decir: «Cuando era pequeña solías contarme que te bañabas en una gran bañera
metálica y que tu mamá calentaba el agua en el fogón, pues

no había agua corriente caliente. Hoy tenemos agua caliente del grifo. Qué suerte, ¿verdad?».

Asimismo es posible que tenga hábitos muy arraigados en relación con la hora del día en la que se baña. Por ejemplo, si siempre se ha bañado los sábados por la mañana, hazlo tú también por la mañana. Se sentirá bien.

Quizá no recuerde el proceso del baño o la ducha, de tal modo que cuando le preguntes si quiere bañarse, su primer impulso sea negarse en redondo para no tener que someterse a procedimientos que le resultan extraños y que podrían asustarla o confundirla. Si dice que no quiere bañarse, cambia de enfoque.

En lugar de preguntárselo, prueba esta fórmula alternativa:

«Abuelita, deja que te ayude a levantarte.»

«¿Por qué?»

«Vamos, ya verás.»

Si se resiste, háblale de algo que no guarde la menor relación con el tema mientras la ayudas a ponerse en pie. Sigue hablándole de cosas intrascendentes mientras la acompañas al cuarto de baño. Una vez allí, podrías decir algo así como: «Ayer, cuando fuimos a los almacenes, encontraste un champú nuevo. Me comentaste que te gustaría probarlo hoy, de manera que abriré el grifo de la ducha para que puedas usarlo. Me encantará poder ayudarte».

Ella podría replicar: «¡No necesito ducharme! ¡No estoy sucia!». Responde diciendo: «Ya sé que no estás sucia, pero hoy es sábado, tu día favorito para ducharte. ¡Y aquí estamos! Huele, huele este champú. Tu pelo olerá a frutas, ¿no crees?».

Haz las cosas paso a paso en la ducha y ayúdala a sentarse en el taburete o el asiento. Una vez sentada, abre el grifo y deja que sienta el agua en el cuerpo. Ajusta la temperatura hasta que sea agradable. Luego con paciencia y palabras amables enjabónala, enjuágala y sécala. Anímala a que haga ella sola cuanto sea capaz de hacer. Cuando se haya vestido, dile lo guapa que está y lo bien que huele su pelo. Luego felicítala por lo bien que se ha comportado y sugiérele: «¿Qué tal si nos tomáramos una tacita de café y un par de galletas de chocolate? Estaría bien, ¿no te parece?».

Mientras te relajas, conversa tranquilamente con ella. Si creas una atmósfera cálida y plácida, asociará la hora del baño con una experiencia muy agradable. Cíñete a una rutina que incluya estas confortables conexiones y potenciarás su confianza al tiempo que te evitas problemas.

Ten a mano una amplia gama de jabones, champús y toallas, y sal con ella de vez en cuando para comprar nuevas fragancias y nuevas marcas. Dale a elegir y luego elogia su buen gusto.

(*Véase también:* Apoyo secuencial; Elogios; Preguntas; Seguridad en el hogar)

C

■ ■ ■ ■ ■ ■ ■

Caminar

Estos últimos días tu esposa camina con cautela. Refrena el paso y parece tantear el terreno con la punta del zapato. Recientemente le han tomado la presión y es razonablemente normal, de manera que la confusión debe de tener su origen en la demencia. A causa de sus problemas de movilidad, la vigilas muy atentamente y rastrear el suelo para que no tropiece se está convirtiendo en una rutina.

Acostúmbrate a actuar como si fueras sus ojos y su memoria, comentándole las irregularidades del terreno mientras la llevas del brazo. Podrías decir, por ejemplo: «Ahora bajaremos tres escalones. Luego el suelo es liso», y al aproximarte a una esquina de la calle: «Vamos a cruzar la calle. Es un poco irregular, pero no hay escalones».

Si tiene que subir un tramo de escaleras en el interior de un edificio, da un golpecito en el primer escalón con la punta del pie y dile: «Ahora subiremos tres. El primero..., el segundo... y el tercero». Con este tipo de comentarios descriptivos, pensarás en voz alta por los dos. En poco tiempo, este comportamiento será tan habitual para ti que incluso podrías asombrarte de hacer lo mismo con tus amigos.

Cuando salgas de paseo con tu esposa, sigue las instrucciones siguientes:

▸ Dobla el codo y sujétale el brazo (su codo también debe estar doblado) pegado a tu costado.
▸ Apriétale un poco la mano y sujétala de manera que su codo quede apoyado en tu cintura. Si vacila, su

brazo te proporcionará una firme sujeción y podrás mantenerla en pie.

> Es importante no entrelazar los dedos. Si necesitas sujetarla fuerte, primero deberás desentrelazarlos y perderás un segundo precioso. Con la mano apretada no sólo la mantendrás estable en los pies, sino que también conseguirás tenerla costado con costado, de manera que la conversación será más íntima. Asimismo, se sentirá igual a ti.

> Evita arrastrarla o dejarla atrás, pues no verás cómo camina. Por otra parte, estos comportamientos son maniobras impacientes similares a la forma en la que tiramos de nuestros hijos cuando caminan demasiado despacio para nuestro gusto. En ambos casos, tratarlos así es una desconsideración.

(*Véase también:* Apoyo secuencial; Lenguaje corporal)

■ ■ ■ ■ ■ ■ ■
Cantar

En tu familia nadie había tenido demasiado oído para la música, de manera que cuando tu madre empieza a cantar algunas canciones «Oldies but Goldies» de un programa de radio, quedas boquiabierto. Para tu sorpresa, recuerda casi todas las letras y las canta a pleno pulmón, eso sí, desafinando como siempre. Tararéalas tú también. El coche es un lugar ideal para evocar viejas melodías, afinando o desafinando. Nadie te oye. Puedes parecer un gato al que acaban de pisar el rabo, pero ¿a quién le importa? Te lo pasas bien cantando con tu madre y te ríes sin parar.

Si mamá es no verbal, anima a sus nietos a cantar con ella para crear una conexión especial entre todos ellos. Además, los niños nos aceptan tal cual somos y perdonan nuestras imperfecciones.

En las bibliotecas suelen disponer de discotecas con libros de música, cintas de audio y CD que puedes escuchar con auriculares. También se pueden comprar en las tiendas de discos. Busca canciones de la época de tu madre. Evocará momentos felices.

(*Véase también:* Música; Niños; Reír)

■ ■ ■ ■ ■ ■ ■
Celebraciones

Los rituales forman parte de la naturaleza humana. Todas las culturas celebran fiestas especiales, ya sea Hanukah, Navidad, Ramadán o Año Nuevo. En mayor o menor medida siempre hay galletas, adornos, velas y regalos. No es pues de extrañar que las celebraciones parezcan un tiempo mágico.

Tu madre siempre se ha sentido orgullosa de sus galletas especiales de Navidad. La receta ha pasado de generación en generación e incluye un ingrediente «secreto». Ahora ya no recuerda cómo eran, pero sí el proceso de elaboración con todo lujo de detalles.

Imagina que en un caluroso día de verano mamá anuncia que debe empezar a preparar sus tradicionales galletas navideñas y que debe hacerlo de inmediato, pues el tiempo se le está echando encima. No la desanimes. ¿Quién dice que no se puede celebrar Navidad en julio o abril? Enciende las luces, hornea galletas, prepara las velas, compra regalos y envuélvelos en un bonito papel con cintas de colores. Podrías cantar villancicos con el resto de la familia. Se sentirá feliz.

También puedes establecer nuevos rituales y celebraciones siempre que quieras (o necesites), como por ejemplo una «Fiesta de la amistad» para celebrar que compartes tu vida con ella; una «Fiesta del primer día de primavera»; una «Fiesta de "Hemos ordenado el armario ropero"», etc. En otros momentos puedes instituir pequeñas celebraciones diarias adornando la mesa con un mantel especial, un ramo de flores y un menú inusual (étnico, por ejemplo). Si lo deseas puedes incluir un regalo sorpresa. Guarda en un armario algunas cajas envueltas en papel de regalo para estas ocasiones. Luego guárdalas de nuevo.

(*Véase también*: Cumpleaños, Humor; Reír; Validación)

■ ■ ■ ■ ■ ■ ■
Centros asistenciales

La mayoría de la gente presta poca atención a los centros asistenciales de estancia prolongada hasta que surge la necesidad. Aun en el caso de que nunca hayas abordado el tema con tus familiares, es una buena idea conocer ahora las alternativas en tu lugar de residencia. Los mejores centros para enfermos de Alzheimer ofrecen las comodidades y la atmósfera propias de un hogar. Las personas con pérdida de memoria no son enfermos en el sentido estricto del término y por lo tanto no necesitan un entorno similar al hospitalario. Durante la visita a un centro, pregúntate: «¿Me gustaría vivir aquí?».

CATEGORÍAS Cada país dispone de oficinas o departamentos especializados en las cuestiones relacionadas con la tercera edad. Busca su dirección o número de teléfono, pregunta, recaba opiniones y procura familiarizarte con los requisitos de aceptación de los diferentes centros asistenciales.

Vida independiente. Complejos tipo apartamento. Atención asistencial mínima. No homologados ni regulados. Algunas comidas y gastos de limpieza suelen estar incluidos en la tarifa mensual.

Vida asistida. Cierto cuidado personal. Habitualmente, centros homologados. Las comidas, higiene personal, limpieza y lavandería deberían estar incluidas en la tarifa mensual. La mayoría de los complejos asistidos disponen de enfermeras residentes que supervisan y administran la medicación. Muchos centros de este tipo disponen de un ala reservada para enfermos de Alzheimer.

Centros de enfermería. Cuidados completos, regulados por el gobierno y homologados. Posible concierto con la Seguridad Social.

Residencias para enfermos de Alzheimer. Asistencia completa a tenor de las necesidades especiales de cada residente, homologadas por el gobierno. No suele estar concertadas.

Cuando visites unas instalaciones, comprueba los servicios y aspectos siguientes:

Actividades Solicita una copia del programa de actividades. Las actividades de interior y de exterior deberían incluir una variedad de programas de ejercicio físico y eventos de grupo relacionados con la música, el arte y el estímulo intelectual. Los programas deberían reflejar los diferentes niveles, intereses y habilidades de los residentes, con oportunidades de expresión creativa individual. El personal debería animar a los residentes a participar en proyectos más allá de los programas establecidos, como por ejemplo, poner la mesa, participar en la preparación de la comida, doblar ropa limpia, clasificar libros, regar las plantas, dar de comer a los animales de compañía, etc.

Evaluación Si llega el día en que tienes que trasladar a un familiar a un centro asistencial, evalúa los criterios de aceptación y la cualificación del personal antes de tomar una decisión. Muchas instituciones están más interesadas en «ocupar una cama» que en otros aspectos de atención a los residentes. Recaba una segunda opinión, ya sea de la administración o de un médico geriatra.

Instalaciones físicas Tanto si se trata de un complejo de gran envergadura o de tamaño más reducido, las instalaciones para enfermos de Alzheimer deben ser «hogares» cálidos y confortables. Deseas un lugar atractivo para tu familiar. Formúlate la pregunta siguiente: «¿Están diseñadas pensando en los residentes o simplemente para impresionar a los visitantes como yo?». El mobiliario, los cromatismos y la decoración deberían haber sido seleccionados para el bienestar y la comodidad de los residentes. Las sillas, butacas y sofás, incluyendo las sillas de ruedas, deben estar dispuestas en círculo para fomentar la conversación y la relación social. Los residentes deberían tener libertad y acceso seguro a todas las principales áreas de convivencia, tanto dentro como fuera del recinto. De igual modo, la música y la televisión deberían estar dirigidas al bienestar y solaz de los residentes. La temperatura es importante. Debería rondar los 24 °C. A medida que envejecemos, la temperatura corporal desciende por término medio en un grado. Por otro lado, nos movemos menos. De ahí que a menudo las personas de edad avanzada tengan frío.

Debes detectar signos inequívocos de creatividad y diversión: libros, juegos, flores, aunque sean artificiales, y obras plásticas realizadas por los residentes y expuestas en tablones. Algunos centros también disponen de animales de compañía y jardín.

Los apartamentos o habitaciones individuales deben estar decorados con buen gusto y, en lo posible, personalizados, mientras que las salas semiprivadas o compartidas también pueden ofrecer una cierta intimidad e incluir toques personales (fotografías familiares en las paredes, etc.). El mero hecho de tener a un compañero de habitación en la cama contigua es muy beneficioso para el bienestar de muchos enfermos de Alzheimer, que se sienten más seguros.

Nutrición Pide una copia del menú semanal. Los menús deberían incluir una dieta nutritiva y equilibrada con frutas y verduras en abundancia, así como zumos de frutas y agua durante el día. Asimismo, los residentes deberían disponer de todo el tiempo necesario para comer, sin apresuramientos ni horarios estrictos, y recibir ayuda del personal cuando sea necesario (utilizar la cuchara, tenedor, cuchillo, vasos, etc.).

El centro no debe tener ningún inconveniente en que evalúes la calidad del menú comiendo una vez con los residentes. Esto te permitirá observar las interacciones habituales entre los residentes y el personal.

Personal Los miembros del personal deberían mostrarse dispuestos a hablar contigo. Con un poco de suerte, durante la visita podrás observar cómo interactúan con los residentes. Es esencial utilizar tonos de conversación normales, sin recurrir al lenguaje infantil o condescendiente. Asimismo, deben ser capaces de tratar con calma a los residentes inquietos o en estados de ansiedad, tranquilizándolos y entreteniéndolos, sin recurrir jamás a las reprimendas.

Entérate de cuántos miembros consta la plantilla que atiende directamente a los residentes. Seis residentes por cada miembro del personal sería adecuado. Infórmate también de las cualificaciones especiales de los cuidadores, como diplomados en enfermería o geriatría, y pide los programas de formación en otras áreas más específicas de atención y comunicación con enfermos de Alzheimer. Las sesiones de formación asistencial son indispensables, incluyendo la gestión del centro y el formación continuada del personal. Las clases deben impartirse durante la jornada laboral o costear cursos externos fuera de las horas de trabajo.

Infórmate acerca del número de empleados con contrato temporal o a tiempo parcial que trabajan en el centro. No suelen disfrutar de subsidio para días de baja por enfermedad, vacaciones pagadas o asistencia sanitaria gratuita. La existencia o inexistencia de estos beneficios sociales es un buen indicativo del nivel de compromiso del personal en la institución. La siguiente máxima suele ser cierta:

Lo que la dirección hace con el personal,
el personal lo hace con los residentes.

Residentes La prioridad en cualquier instalación debería ser la calidad de vida de los residentes. En la actualidad, muchos centros especializados en enfermos de Alzheimer y residencias de enfermería están adoptando una política de cuidados enfocada a la persona, con un énfasis especial en las necesidades emocionales inmediatas de los residentes (hacerles las camas en situaciones de crisis, servir varias pequeñas comidas durante un día en lugar de las tres de costumbre, etc.).

La calidad de vida de los residentes puede ser difícil de observar en una breve visita. Pregunta al personal si están permanentemente predispuestos a satisfacer las necesidades de los residentes, que deben disponer de ropa limpia y cómoda, apropiada para cada momento del día, mostrar una actitud alegre y de colaboración, y aprovechar la menor ocasión para interactuar con ellos.

Presta una especial atención a este último punto: la interacción frecuente y positiva entre personal y residentes, reconociéndolos y dirigiéndose a ellos por su nombre, aunque sólo sea un «Hola» al cruzarse por un pasillo.

CONCLUSIONES Cuando hayas elegido un centro, pide tiempo para observar cómo funciona. Visítalo tantos días como consideres oportuno. Pasa el tiempo necesario para que el personal se acostumbre a tu presencia, de manera que realicen su trabajo habitual sin prestarte demasiada atención. Asiste a las sesiones de actividades y a una o dos comidas con los residentes. Observa al personal y pasa tiempo con los residentes. Sólo así podrás saber si te satisface la vida que llevará tu familiar en el centro (y si le gustará a él).

¡Buena suerte! Y recuerda que, aun en el caso de que hayas encontrado unas instalaciones ideales, es importante que lo visites a menudo, compartas un almuerzo o una cena con él, participes en las conversaciones con sus amigos y lo lleves de paseo tanto como sea posible.

(*Véase también*: Entorno; Transiciones)

■ ■ ■ ■ ■ ■ ■
Centros de día

En la actualidad existe una creciente consciencia de la conveniencia de fomentar y asegurar el cuidado diurno de los adultos con necesidades especiales. La asistencia diurna a jornada completa te permite conservar tu puesto de trabajo y unos ingresos regulares, mientras que una asistencia a tiempo parcial te permite disfrutar de un merecido descanso durante unas cuantas horas al día. Dirígete a tu Ayuntamiento o a tu médico para solicitar información acerca de los centros disponibles en tu área de residencia.

Tienes un contrato laboral indefinido y desde hace muchos años trabajas todo el día en una oficina, pero ahora que tu padre vive contigo, es probable que le des un valor aun mayor si cabe, pues te ayuda a seguir en contacto con la realidad y el mundo exterior. Trabajar e interactuar con tus compañeros o clientes te ofrece el estímulo, el contacto personal y el apoyo emocional necesarios para mantener un equilibrio aceptable en tu vida. Cuando regreses a casa con papá te sentirás más renovado y revitalizado, con más energía, aunque cansado por el trabajo, como es natural.

Tu padre solía arreglárselas muy bien en casa, pero recientemente todo parece haber cambiado. En ocasiones se muestra retraído y deprimido cuando llegas a casa. Si le preguntas qué ha comido al mediodía, es posible que su respuesta sea tan vaga que incluso sospeches que en realidad no comió nada. Llegados a este punto, tal vez llegues a la conclusión de que ya no puede estar solo y que necesitas que alguien lo cuide mientras estás trabajando.

Las alternativas son diversas: cuidados domiciliarios, un centro de día para adultos o una residencia especializada. A primera vista, un centro de día parece ser la solución ideal, pues le ofrece interacción social y estímulo mental. Dado que ahora le resulta difícil entretenerse y se olvida de comer, un centro de día puede resolver estas dos preocupaciones.

Cuando llegues a casa al finalizar la jornada laboral, cuéntale alguna anécdota divertida o curiosa, y si el día ha sido aburrido y monótono, cuéntale de nuevo algún incidente pasado que le gustó. Es posible que no sea capaz de responder o terciar en tu relato, pero sigue hablando mientras muestre interés. Apreciará que lo consideres lo bastante importante como para compartir con él tus experiencias cotidianas.

(*Véase también:* Ayuda en casa; Compartir los cuidados; Descanso; Grupos de apoyo)

■ ■ ■ ■ ■ ■ ■
Cocina

En la mayoría de las casas, la cocina es el punto de encuentro familiar, y es probable que pases mucho tiempo allí. Conviene involucrar al enfermo de Alzheimer en las actividades diarias para no tener que dejarlo a solas en la casa.

Tu padre nunca se interesó por la cocina. En realidad, apenas sabía dónde estaba. De manera que cuando le propongas que te ayude a cocinar podría mostrarse incrédulo. Pero habida cuenta de que últimamente no está comiendo muy bien, imaginas que quizá de este modo podría recuperar el interés por la comida. Dile que se siente en una silla y que observe lo que haces. Haz comentarios sobre el proceso de preparación de la comida. Implícalo pasito a paso. Por ejemplo: «Papá, ¿te importaría cortar este plátano a rodajitas finas, por favor?».

Dale un cuchillo de punta roma y ponle un plato con el plátano encima de la mesa. Dale todo el tiempo que necesite y deja que vaya participando poquito a poco. Es importante que se entretenga. Quién sabe, tal vez sus hábitos gastronómicos mejoren.

Tu madre era una experta en *haute cuisine*, toda una *chef*, en su círculo social. Te sentías tan intimidada por sus artes que siempre te mantuviste alejada de la cocina y apenas aprendiste a cocinar. Aun así, te las has ingeniado para convertirte en una cocinera decente aun a costa de una suscripción a la revista *Gourmet*.

Mamá tuvo problemas con el fuego y los cuchillos en su propia cocina cuando vivía sola, una de las razones por las que ahora está contigo. Ni que decir tiene que es muy frustrante para ella, porque no recuerda aquellos accidentes y está convencida de que no le permites preparar la comida por pura envidia.

Imagina que lleva un rato sentada en la cocina mientras cocinas, pero que te está volviendo loca con sus constantes comentarios. Nada de lo que haces le parece bien. Sólo ella sabe cómo hacerlo. Antes de estallar de exasperación, prueba a implicarla en el proceso culinario. Empieza encargándola de las ensaladas, de cortar a pedacitos la fruta y las verduras o de batir huevos. Y lo más importante, pídele su opinión y consejo, y escucha pacientemente sus explicaciones por absurdas que puedan parecer. Al final lo acabarás haciendo todo a tu manera, pero se sentirá mejor al pensar que estás siguiendo sus instrucciones.

Por ejemplo, cuando abres una lata de sopa de champiñones podrías decir: «Mamá, solías hacer una deliciosa salsa para el pollo asado. Me gustaría prepararla esta noche. Veamos... Empezaré calentando el caldo, ¿te parece bien?».

Ella podría responder con algo así como: «Se debería hacer como es debido. Uno, dos, tres, cuatro. La gente puede tomar dos. Así está bien».

No tienes la menor idea de lo está diciendo, pero continúa como si tuviera sentido mientras simulas echar los adobos en la olla: «Y luego añado estas hierbas frescas. A ver, a ver..., tenemos tomillo y romero, ¡ah, sí! y tu ingrediente secreto... ¿Lo estoy haciendo bien?».

«Ocho, nueve, diez, once, doce...»

«Creo que es una pizca de nuez moscada, ¿verdad? ¿Doce? No lo sé. Me parece demasiado. ¿Qué opinas tú? Tal vez dos pizcas. Una y dos. ¡Oh, sí! ¡Huele como tu famosa salsa! Siempre has sido tan buena cocinera, y tengo tanto que aprender de ti. Gracias por ayudarme, mamá.»

Dado que esta semana parece que le encanta contar, podrías llamar su atención contando con ella. Se sentirá comprendida y satisfecha.

Si a mamá le gusta hurgar y toquetearlo todo en la cocina, destina un cajón para los utensilios que más le gustan. Guarda los demás en un armario o cajón con un cierre de seguridad infantil.

Asimismo, puedes estimular su interés por la cocina ayudándola a crear su propio recetario. Aunque ya no sea capaz de hacerlo sola, es probable que se lo pase muy bien hojeando revistas de gastronomía. Anímala a recortar recetas y pegarlas en un bloc.

(*Véase también:* Comportamiento obsesivo; Fijaciones; Honradez; Mentirillas; Proyectos; Seguridad en el hogar; Sustitución de palabras; Validación)

■ ■ ■ ■ ■ ■ ■
Comer

La hora de las comidas puede ser el mejor o el peor momento para los enfermos de Alzheimer. Muchos necesitan realizar varias ingestas pequeñas durante el día, mientras que otros se adaptan sin mayores problemas a la rutina normal de tres comidas diarias. Algunos pacientes quedarán inmediatamente desconcertados ante la selección de alimentos que se les presenten o habrán olvidado cómo se usan los cubiertos. A la mayoría de ellos, incluso a quienes se hallan en una etapa avanzada de demencia, les gustan y disgustan determinados alimentos y aprecian poder elegir. Por ejemplo, Andrés puede estar en una etapa grave y no verbal de demencia, pero probablemente sea capaz de expresar sus preferencias asintiendo o negando con la cabeza cuando le propones dos alternativas.

La cena constituye la «gran fiesta» para Andrés. Se anuda cuidadosamente la servilleta alrededor del cuello o por lo menos lo intenta. Su madre era muy estricta con los modales en la mesa. La mayoría de las comidas marchan bien, pero en ocasiones parece confuso. Mira fijamente el plato y los cubiertos, aparentemente dudando de cómo hay que llevar la comida a la boca. Ayúdalo colocándole el tenedor en la mano y cerrando los dedos a su alrededor. Dile: «Andrés, éste es tu plato favorito. Parece delicioso, ¿verdad? Aquí está el tenedor. Puedes usarlo para comer».

Acostúmbrate a poner un solo utensilio a su disposición; le simplificarás las cosas. Corta los alimentos a pedacitos y distribúyelos en el plato de una forma apetitosa. Asimismo, la bebida también le confunde en más de una ocasión. Puede intentar «comer» el agua con el tenedor o verterla en el plato. Retírale con suavidad el vaso de la mano y dile: «Me encantaría sujetarte el vaso mientras comes, ¿de acuerdo?». Luego sustituye el plato con agua por otro limpio y retira el vaso de manera que no quede a su alcance, o sostén el tenedor mientras bebe.

No mezcles en el plato alimentos que necesitan diferentes tratamientos. Sirve sólo alimentos para comer con tenedor o sólo con las manos. Si ha olvidado cómo se sujeta un sándwich, puedes cortarlo para que lo coma con el tenedor, y si estás en un restaurante, pide al camarero que le sirvan el contenido del sándwich en un plato, separando los ingredientes.

Puede llegar el día en que manejar un utensilio de mesa se convierta en algo excesivamente complejo para Andrés. En tal caso, cambia su dieta por otra exclusiva de alimentos que se pueden comer con las manos. Puede ser difícil, pero también puede resultar interesante para ti preparar un menú de este tipo, como por ejemplo trocitos de verduras al vapor, trocitos de pollo y de fruta.

El autocontrol de tu madre solía asombrarte. Comía tan poco en la cena que te preguntabas dónde se había producido el «error» genético. Sin embargo, ahora que vive contigo te preocupa cada vez más su progresiva delgadez. Apenas come pequeños pedacitos de fruta, carne y verduras, y los mastica durante horas.

Cuando terminabas de comer, le preguntabas rutinariamente: «¿Has terminado tú también?», a lo que ella solía responder: «Sí», hasta que una noche, por casualidad, replanteaste la pregunta: «Mamá, ¿sigues cenando?». Su respuesta fue la misma: «Sí».

Le llevó una eternidad terminar lo que había en el plato. Finalmente, una hora más tarde, retiraste la mesa. Se te ocurrió pensar que tal vez siempre hubiera sido una comedora lenta y que en el pasado diera automáticamente por finalizada la comida cuando lo hacían los demás aunque continuara teniendo apetito.

Ahora te has acostumbrado a preguntarle: «¿Sigues comiendo?» en lugar de «¿Has terminado?», y le concedes el tiempo suficiente. Ha empezado a ganar un poco de peso.

(*Véase también:* Apoyo secuencial; Elegir; Lenguaje corporal)

Compartir los cuidados

Al igual que tu madre, también tú necesitas descansar de la rutina diaria. Si algún miembro de tu familia vive en la vecindad, pídele ayuda. Revisa las secciones «Descanso» y «Centros de día» en este libro. Otra opción es lo que hemos denominado «cuidados compartidos», una alternativa razonable a los centros de día y las residencias geriátricas. Apenas te supondrá gastos extra exceptuando el coste de una entrada de cine o una cena en un restaurante.

Ponte en contacto con otros cuidadores en el grupo de apoyo de la asociación y sugiéreles reunirse periódicamente en pequeños grupos de dos o tres cuidadores y sus enfermos para comer o cenar juntos en casa de uno o de otro, ir al cine o comer en un restaurante. Puede ser una excelente ocasión para desarrollar relaciones sociales tanto para ti como para tu familiar. Pero lo más importante es que, además, constituye un magnífica oportunidad para establecer una red estable de cuidadores que pueden cubrir situaciones de emergencia o atender a tu padre o a tu madre si no puedes más y necesitas una tarde libre.

Puede ser muy tentador aprovechar estas ocasiones para comentar las dificultades que suponen los cuidados diarios de un enfermo de Alzheimer con el grupo, pero es esencial acordar anticipadamente no realizar comentario alguno sobre este particular. Resérvalo para las conversaciones telefónicas cuando el enfermo no pueda oírte.

(*Véase también*: Centros de día; Descanso; Familia; Grupos de apoyo)

■ ■ ■ ■ ■ ■ ■
Comportamiento obsesivo

Algunos enfermos de Alzheimer desarrollan obsesiones. Una posible explicación es que están intentando poner orden en la confusión que envuelve su mundo. En ocasiones las obsesiones empiezan de repente cuando se produce algún cambio importante en su vida. La causa también podría ser un malestar físico, como por ejemplo la uña de un dedo del pie demasiado larga y una enfermedad, así como un cambio en el espacio personal o una nueva persona en la casa.

Tu tía Irene tiene una obsesión: contar. La has llevado al médico para que la examinara, pero está bien. No hay nada de malo en contar, y a decir verdad, parece relajarla. Cuenta cuando camina y mientras ayudas a vestirla. Siempre empieza a contar cuando no está conversando o realizando una actividad. En lugar de perder la paciencia y exasperarte ante tan repetitiva sucesión de números, síguele la corriente: «¿Crees que habremos llegado a cien antes de llegar a la puerta? Apuesto a que sí. Vas por el ochenta y cuatro, ¿no? Ochenta y cinco, ochenta y seis... Recuerdo que de niño me ayudabas con las matemáticas. De no haber sido por ti, creo que no habría aprendido ni a sumar».

(*Véase también:* Cocina; Entretenimiento; Fijaciones; Señales; Sustitución de palabras)

Comprensión

Es difícil saber hasta dónde llega la capacidad de comprensión de una persona con demencia. Probablemente varía con lo que sucede en cada momento. Ruidos, la necesidad de ir al baño o tener hambre puede distraerlo con facilidad y desviar su atención de lo que se le está diciendo. Otras veces, incluso una persona no verbal puede ser capaz de expresar pensamientos bastante complejos. Siempre es una buena idea asumir que el enfermo de Alzheimer comprende todo cuanto se dice aun en el caso de que no pueda dar una respuesta apropiada.

Incluye a tu abuelo en las conversaciones regulares y háblale siempre en un tono de voz normal. Si hay otras personas presentes, tal vez tengas que mostrarte proactivo y repetirle partes de la conversación mientras indicas a los demás que le hablen directamente aunque no responda. Las conversaciones son muy estimulantes para él. Comprenderlo o no no importa tanto como ser capaz de comunicar lo mejor posible sus pensamientos.

Tu abuelo puede dar la impresión de estar escuchando atentamente lo que estás contando sobre lo ocurrido en la oficina de correos hasta que con una mueca de desánimo dice: «He perdido la pelota». Esta respuesta puede parecer completamente absurda, pero su expresión facial sugiere que cree que su observación se ajusta a la conversación. Considérala como tal; lo que realmente importa es su participación, no las palabras elegidas.

Como es natural habrá veces en que será necesario que tu abuelo comprenda perfectamente lo que estás diciendo, como por ejemplo, cuando vas a darle su medicación. En este tipo de situaciones procede con calma y usa un tono de voz cariñoso, normal y adulto. Tal vez tengas que repetirle varias veces las instrucciones. Si estás perdiendo la paciencia, descansa e inténtalo más tarde.

(*Véase también:* Actitud; Comunicación; Empatía; Escuchar; Preguntas)

■ ■ ■ ■ ■ ■ ■
Comunicación

Cuando te acostumbres a «hablar a través» de tus actos, verás que tu madre es capaz de responderte con mayor coherencia. Si no comprende algo, puede contestar con un rotundo «No». De este modo no tendrá que hacer frente a algo que no entiende y conservar su dignidad y autocontrol. Si replanteas tu comentario o pregunta y la precedes de una descripción, tendrá más oportunidades de procesar su significado antes de responder.

Cuando preguntas a mamá: «¿Quieres salir de paseo?», en este momento es posible que no esté segura de

lo que significa «paseo» y que responda con un enfático
«No».

Pero su reacción podría ser muy diferente si se lo presentas de otro modo, como por ejemplo así: «Mamá, es tan divertido pasear. Y es primavera. Ayer por la mañana te prometí que saldríamos a pasear por el vecindario si hacía buen tiempo. Tal vez las acacias ya hayan florecido. Vamos, ponte los zapatos y vayamos a pasear, ¿de acuerdo?».

Siempre que sea posible, incluye a tu madre en tus sugerencias. Sé positivo: «Te lo prometí» (significado: esto es algo que te apetecía hacer), o «Ha sido idea tuya, y creo que muy acertada, por cierto», o también «Me pediste que te recordara que querías hacer esto. Qué bien que lo haya recordado», o «Ésta es una de tus cosas favoritas, ¿verdad?».

Dado que mamá tiene dificultades de expresión, a menudo tendrás que pensar y hablar en voz alta. Termina las frases con «¿verdad?», «¿no te parece?» o una coletilla por el estilo, para que sienta que la estás incluyendo en la conversación. Por ejemplo, podrías decir: «Qué cena más estupenda, ¿no crees?», o «Creo que ha sido una buena idea, ¿no te parece?».

Todo lo que tiene que hacer es responder «sí» o «no», imaginando que le estás pidiendo su opinión. A medida que te vayas familiarizando con este tipo de comunicación, comprobarás que es mucho más fácil abordar las situaciones más complejas. Por ejemplo, podrías decirle: «El viernes es un buen día para bañarse, ¿verdad que sí?», o «Apuesto a que necesitas ir al baño ahora mismo, ¿no te parece?», o también «Estás cansada y creo que deberías acostarte, ¿verdad?».

(*Véase también*: Actitud; Elegir; Empatía;
Preguntas; «Soy normal»; Validación)

Conducir

C

Olvidarse del coche tal vez sea la experiencia más traumática para cualquier persona de edad avanzada. Es posible que el enfermo de Alzheimer todavía sea capaz de conducir por rutas que le resultan familiares, pero a medida que la demencia vaya progresando, llegará el día en el que deberá dejar de hacerlo, por su propia seguridad y la de los demás en la carretera. Casi nunca es fácil.

Tu padre aún conduce, aunque ya no como solía hacerlo años atrás cuando prácticamente vivía en el coche. Suele arreglárselas bien, pero últimamente tiene dificultades para interpretar las señales de tráfico. Hace poco, te llevaba en el coche por la autopista y se pasó la salida. Sin pensarlo exclamaste: «¡Oh, papá!, ¡era nuestra salida! ¡Te la has pasado!». Detuvo el vehículo y puso la marcha atrás haciendo caso omiso del resto del tráfico.

Al llegar, tu hogar nunca te había parecido tan maravilloso. Te sentías como si hubieras vuelto a nacer. Te apeaste del coche con las rodillas temblando y dando gracias a todos los santos por estar vivos. Te prometiste que nunca más volverías a conducir.

Pero chico, es muy fácil de decir. A tu padre le encanta su automóvil. Es su pasión, su orgullo y un símbolo de su libertad. Perderlo le romperá el corazón. Has intentado hablarlo con él, pero no ha atendido a razones. Desde aquel incidente en la autopista has ideado toda clase de excusas para que te dejara conducir a ti. Has ocultado las llaves e incluso desconectado la batería. Y claro, no ha podido conducir, pero está empezando a obsesionarse con el coche y recela de ti cuando le dices que está averiado.

Gruñe disgustado: «No sabes nada de coches y este mecánico tuyo no tiene ni idea de lo que está haciendo».

Imagina que el mejor amigo de tu padre se ofrece a ayudarte. Mientras le comentas el incidente en la autopista, tu padre asegura enfáticamente que jamás ha hecho tal cosa. Eres consciente de que nada ganarás discutiendo, de manera que respiras hondo y dices: «Papá, eres un conductor excelente, pero me preocupa que no entiendas las señales. Te quiero y por nada del mundo desearía que te sucediera algo malo».

Esto lo tranquiliza y su amigo sugiere una «deshabituación» gradual. Aunque a regañadientes, tu padre acepta que sólo conducirá una vez a la semana para visitar a su hermana, por una carretera secundaria que conoce como la palma de la mano y sólo hasta la esquina en la que hay dos comercios. Le prometes no sobresaltarte como lo hiciste en la autopista y le dices que de ahora en adelante le indicarás las maniobras, aunque sin parecer un copiloto en un rally. Por ejemplo, podrías decir: «¿Podrías girar a la izquierda? Es la calle que andamos buscando».

Ayúdalo a estar concentrado y tranquilo. Si se pasa alguna calle, no lo menciones. Empeorarías las cosas y podría perder los nervios y el control del vehículo.

Cuando llegue el momento, pide a su médico que le dé una «orden médica» oficial que lo obligue a entregarte las llaves del coche. Dirígete a la Asociación de Familiares de Enfermos de Alzheimer para que te aconsejen si sospechas que la situación podría complicarse. Anima a papá a que hable con otros pacientes que también han tenido que renunciar a la conducción; no se sentirá tan solo.

(*Véase también:* Independencia)

Confusión

(*Véase:* Comunicación; Conversaciones; Demencia; Elegir; Enfermedad de Alzheimer; Sustitución de palabras; Visitas)

Conversaciones

Las conversaciones con un enfermo de Alzheimer pueden ser difíciles. No nos damos cuenta de cuán a menudo nos referimos a recuerdos en nuestra charlas cotidianas. No sólo puede tener problemas con el lenguaje propiamente dicho, sino que cualquier referencia a los recuerdos también puede desconcertarlo. En las primeras etapas de su pérdida de memoria, puede asociar los recuerdos a situaciones conflictivas y desagradables que le provoquen un estrés innecesario. Sin embargo, conversar es crucial para el bienestar del ser humano. De lo que se trata pues es de procurar que los intercambios sean positivos y estimulantes.

No estás seguro de cuál es la capacidad de recordar de tu madre. Si hablas de algo específico, podrías presionarla para que recordara, lo cual quizá le cause considerables problemas. Aun así, hablando de generalidades tendrá la posibilidad de elegir entre «sí» y «no» o incluso podría recordar algo asociado con el tema de conversación. En realidad los detalles no importan siempre que se dé cuenta de que está hablando contigo. No estarás poniendo a prueba su memoria siempre y cuando evites preguntas tales como «¿Te acuerdas?». También puedes ponerte en su lugar y decir: «No me acuerdo, ¿y tú?». Luego, cuando responda «No», puedes compartir con ella sucesos del pasado obviando siempre los más desagradables.

Si usas «¿No crees?», «¿Verdad que sí?» o «¿No te parece?» estás manteniendo los canales abiertos. En estos casos podría empezar a divagar. Cuando esto ocurra, respira hondo y escúchala con todo el interés. Está intentando decirte que está pasando un buen rato interactuando contigo. Y recuerda, lo que importa son los sentimientos, no el contenido. Háblale siempre en un tono adulto. Tu madre no es una niña. Así pues, no le hables como si lo fuera. El parloteo infantil es degradante para ambos.

SÍGUELE LA CORRIENTE Imagina que una tarde estás escuchando un viejo tema de Glenn Miller con mamá. Podrías iniciar una breve conversación diciendo: «¿Cómo se llama esta canción? No lo recuerdo, ¿y tú?». Podría responder por ejemplo: «Pepe».

En lugar de repetirle la pregunta o de intentar desentrañar el significado de «Pepe», dile: «¡Vaya! Creía que podía ser *In the Mood*».

Tu madre podría responder con «Tengo el libro». Síguele la corriente y dile por ejemplo: «¿Aún lo conservas?».

Y ella replicar: «Ahora tengo que volver a casa».

Ahora tú: «Pero mamá, nos lo estamos pasando tan bien juntos. Antes de que te marches, me gustaría que probaras las cerezas que he comprado para ti. ¿No te parece una buena idea?».

Tu madre estará encantada, pues le sigues la corriente y respondes a sus comentarios. Esto le da a entender que estás interesado en lo que dice. Introduce algún que otro elogio de vez en cuando.

Háblale de algo que te parezca interesante. Tu actitud la tranquilizará. Si eliges un tema favorito al que ya has recurrido antes, inicia la conversación con cualquiera de las siguientes entradas. Si por cualquier motivo lo recordara, no se sentirá ofendida:

«Es posible que ya te haya hablado de ello...»

«No sé si te lo comenté en alguna ocasión...»

«Me sucedió hace mucho tiempo. No sé si te acordarás.»

«Hemos encontrado a tantos amigos hoy y hemos hecho tantas cosas que me cuesta recordarlo...»

Ahora ya puedes seguir adelante hablándole como si lo estuvieras haciendo con un amigo. Apreciará que la trates como un adulto. Dado que te estás refiriendo a tus pensamientos y recuerdos o a nuevos sucesos, puedes prolongar la charla mientras dé la sensación de estar interesada. Por otra parte, si es importante que te comprenda, habla lentamente y pronuncia las palabras con claridad, vocalizando bien y repitiendo y replanteando las frases cuando sea necesario, pero siempre en un tono adulto.

CON DESCONOCIDOS A tu madre le sigue gustando formar parte de un grupo aunque ya no sea capaz de mantener una conversación propiamente dicha. Es imposible saber hasta qué punto está comprendiendo, pero eso poco importa. Es probable que oiga y perciba más de lo que imaginamos.

Considera la siguiente situación. Mamá está vestida y arreglada para ir a una fiesta contigo. Una vez allí, la gente habla contigo y entre sí, pero tu madre es incapaz de participar, pues nadie le dirige la palabra exceptuando una escueta frase de saludo de vez en cuando. Te molesta que la ignoren. Quienes no están familiarizados y se sienten incómodos con la demencia pueden hablar exclusivamente contigo, a menudo formulando preguntas o haciendo comentarios inapropiados que pueden ofenderla o molestarla. Por ejemplo, un desconocido podría preguntarte delante de ella: «Así que sufre Alzheimer, ¿verdad? ¿Y no está en una residencia? No quiero ni imaginar los problemas que te dará...».

Llegados a este punto, interrumpirlo es perfectamente apropiado a la vista de su falta de tacto. Puedes cortarlo a media frase volviéndote hacia tu madre mientras replanteas el comentario y le das a entender que ha prestado atención a cada una de sus insensibles palabras: «Mamá, como has oído, este señor me está preguntando por los tests que hiciste el otro día en la consulta del doctor, y quiere saber si sigues viviendo conmigo».

A continuación, volviéndote hacia tu interlocutor, puedes añadir: «Aún no tenemos los resultados, pero ¿sabe qué? En realidad no importa, ya que mamá y yo nos lo pasamos muy bien. Es una verdadera suerte estar juntas, ¿verdad mamá?».

Ten por seguro que ha oído aquel comentario inadecuado. Demuestra a tu interlocutor que consideras que tu madre también forma parte de la conversación. Con un poco de suerte, se habrá dado por aludido y comprenderá lo desafortunado de su comentario. Si insiste, puedes ser más directa: «Sus comentarios son insensibles y poco amables. Mi madre sufre demencia, pero aun así oye perfectamente bien. ¿Le importaría cambiar de tema, por favor?».

(*Véase también:* Comprensión; Dignidad; Lenguaje infantil; «Soy normal», Validación)

■ ■ ■ ■ ■ ■ ■

Conversaciones incoherentes

Después de haber vivido con un enfermo de Alzheimer es más que probable que te hayas acostumbrado a conversaciones que a menudo carecen de sentido. Dado que estas personas viven en el momento, pueden saltar de un tema a otro dentro de una misma frase dependiendo de lo que desencadena sus pensamientos en ese momento.

Por ejemplo, imagina que estás sentado con tu padre en un banco del parque contemplando un lago. Se muestra muy activo e interesado en la conversación. Estás hablando del tiempo y de las flores que adornan el parque en primavera, cuando te das cuenta por sus respuestas de que cree que está sentado junto al lago que solía frecuentar de niño en un lugar lejano.

Haces todo lo posible para seguirle la corriente en esta realidad alterada, pero la respuesta siguiente demuestra que sus pensamientos han derivado hacia otro recuerdo. Los niños jugando y las mamás empujando sus cochecitos de paseo lo han transportado a una realidad diferente. Por mucho que lo intentas, no consigues darle alcance en su sucesión de recuerdos.

Estas conversaciones incoherentes son típicas del Alzheimer y podrías aprovecharlas para divertirte y relajarte. Habrá veces en que será difícil no reírse ante determinadas combinaciones de ideas. Procura no exteriorizarlo. Incluso podrías grabar estos preciosos intercambios.

(*Véase también:* Conversaciones; Realidad; Validación)

Cremalleras

Las cremalleras son un complemento muy útil del vestir de un enfermo de Alzheimer. Se accionan rápidamente y son fáciles de usar.

Imagina que a mamá le gusta desvestirse en los momentos y lugares más inapropiados. Si has colocado cremalleras en la parte posterior de sus vestidos, todos sus intentos serán en vano. Cose una blusa a un pantalón por la cintura, embasta asimismo las dos mitades delanteras y coloca una cremallera extralarga detrás. Tendrá el aspecto de un vestido «normal» pero no podrá quitárselo sin tu ayuda.

(*Véase también*: Desvestirse)

■ ■ ■ ■ ■ ■ ■
Cuidado de los pies

En su día, tu tía se hacía la pedicura cada dos meses, y durante todo este tiempo has hecho todo lo posible para cuidarle los pies; le encanta y se siente muy a gusto. No obstante, últimamente ha empezado a hacer unos extraños ruiditos al andar. Debido a su demencia no es capaz de decir lo que le molesta.

Las uñas de los pies podrían rozar con la punta del zapato, incomodándola al caminar, o quizá el calzado que lleva le va estrecho. También podría tener sabañones, juanetes o callosidades demasiado pequeñas como para detectarlas. Busca áreas enrojecidas y palpa la piel. Es posible que los callos no sean visibles, pero la zona puede estar caliente al tacto. Si no se tratan, las callosidades se pueden ulcerar o infectar.

Llévala al podólogo cada tres meses para que le recorten las uñas y le examinen los pies. El podólogo, no el pedicuro, podrá detectar posibles problemas y aconsejarte el mejor tratamiento, incluyendo cuál sería el mejor tipo de calzado que debería llevar. En cualquier caso, sigue dándole baños de pies y masajes con lociones fragantes.

El «pie de atleta» es otra afección común que aparece en el entorno húmedo de zapatos y calcetines. Las deportivas de tela «transpirable» contribuyen a solucionar este problema.

Si tu tía es diabética, ten más cuidado y consulta al podólogo acerca de los cuidados adicionales que necesitará en casa.

(*Véase también:* Lenguaje corporal; Salud)

■ ■ ■ ■ ■ ■ ■
Culpabilidad

Tu hermano es incapaz de responder con reacciones, de manera que la seguridad que tenías antes de estar haciendo bien las cosas se puede convertir ahora en duda y en un sentimiento de culpabilidad.

En realidad, lo mimas y cuidas tanto que incluso tus amigos te han propuesto como candidato a la canonización. La mayoría de las veces es extraordinario oír este tipo de cosas, pero otras te invaden intensos sentimientos de culpabilidad; tienes la sensación de que podrías hacer mucho más. Tu relación con tu hermano se ha ido desequilibrando a pasos agigantados; tú das constantemente y él recibe constantemente. Eres consciente de que las circunstancias lo hacen inevitable, pero a medida que la situación se va haciendo más extrema, podrías empezar a cuestionar tus propios sentimientos y tus actos. Todos estamos acostumbrados a recibir agradecimiento a cambio de una buena acción.

Te sientes abrumado por la tarea que has asumido y puedes sentirte envidioso o resentido con tus hermanos o amigos, que son libres de vivir su vida a su antojo. Y si a esto le añades la combinación de cuidador de tu hermano y un trabajo a jornada completa mientras atiendes las necesidades de tu propia familia, la situación puede hacerse definitivamente insostenible. Tal vez la familia te ayude mucho, pero aun así sigues diciéndote que es tu responsabilidad, lo cual te lleva alguna que otra vez a desatender alguno de tus otros deberes con tu familia.

Cuando culpas a tu hermano de tu situación, estás reaccionando como un simple ser humano. Incluso puede haber ocasiones en que desees su muerte para que todo termine. Nos resulta muy difícil hablar de estos pensamientos «negros» o incluso admitir que los abrigamos. No obstante, todos los sentimos tarde o temprano; perdónate, eres normal.

La próxima vez que tu hermano te lleve al límite de tu tolerancia, respira hondo, sugiérele hacer algo divertido para que puedas descansar y serenarte en un lugar reservado de la casa, y si así lo deseas, llora y libera tensión. O por qué no, abrázate y prométete ir al cine o cenar con los amigos para desconectar. Busca una cuidadora para que esté con él la noche siguiente y sal a divertirte.

A medida que su estado se deteriora, sabes que es sólo una cuestión de tiempo que seas incapaz de cuidarlo en casa. Has empezado a buscar centros asistenciales en tu área de residencia, pero por otro lado esto te causa un profundo sentimiento de culpabilidad y de fracaso. Eres consciente de lo importante que es para tu hermano darle lo mejor, y por difícil que resulte admitirlo, esto podría ser una institución de cuidados especializados. Tu «yo» racional sabe que no hay motivo alguno para sentirse culpable. Después de todo, le has dado un hogar durante un largo período de tiempo y sabes perfectamente que incluso si se traslada a un centro, seguirás estando a su lado.

Tus sentimientos y pensamientos son normales. Intenta compartirlos con el grupo de apoyo de la Asociación de Familiares de Enfermos de Alzheimer aunque sea duro expresarlos. Empieza por los sentimientos negativos secundarios y avanza hasta los verdaderamente graves. Todos en el grupo compartirán probablemente esos sentimientos de culpabilidad, y si el tema aún no ha sido tratado, será muy beneficioso hacerlo. Andas embarcado en una tremenda empresa, de manera que tienes todo el derecho a abrigar dudas y pensamientos negativos como cualquier otro ser humano normal. Nuestra cultura desaprueba el pensamiento negativo, y desde la infancia se nos ha reprendido seriamente cuando lo manifestábamos, de manera que cuando aflora, el sentimiento de culpa es automático.

Si te sientes abrumado y estos sentimientos son tan frecuentes que interfieren en tu bienestar personal y tu eficacia como cuidador, háblalo con la familia para que alguien se ocupe de tu hermano durante un par de semanas o más. Medita, reflexiona.

Tal vez te sientas egoísta al querer tiempo para ti y esto empeore aún más las cosas. Sin embargo, necesitar un descanso no significa abandonar a tu hermano o haber fracasado. Un buen descanso te dará la oportunidad de pensar en tu situación y tomar consciencia de que has asumido la tarea más difícil de tu vida, y que considerado en su conjunto, estás haciendo un buen trabajo.

(*Véase también:* Apoyo secuencial; Centros asistenciales; Descanso; Familia; Grupos de apoyo; Perdón)

■ ■ ■ ■ ■ ■ ■

Cumpleaños

Es probable que tu amigo Tomás no recuerde su edad cronológica. A cierta edad se pierde la percepción del tiempo. Piensa un poco. Nos sentimos cansados, nos sentimos enérgicos, nos sentimos enfermos, pero no «sentimos» una edad determinada. En el mejor de los casos, la relacionamos con el bienestar corporal y mental: «Me siento como si tuviera cien años; estoy tan cansado...» o «¡Hoy me siento genial, como un adolescente!».

Supongamos que has organizado una fiesta de cumpleaños para Tomás con globos, helado y tarta con un montón de velas. Muchos de tus amigos han acudido a celebrarlo. Uno de los invitados, con buena intención, pero sin la necesaria sensibilidad, exclama: «¡Cielos! ¡Hoy cumples noventa y uno! ¿Qué se siente a esa edad?». Tomás puede responder con una mirada confusa, incluso perdida. ¡Noventa y uno son muchos años! Incluso una persona con demencia lo sabe. Si es esto precisamente lo que replica Tomás, ponte enseguida a su lado, pásale un brazo por el hombro y di alegremente: «Tomás, esta fiesta de cumpleaños es para ti. ¿Qué edad te gustaría celebrar?».

Podría responder con entusiasmo: «¡Veintiocho!».

Éste será el cumpleaños que hay que celebrar.

(*Véase también:* Edad; Humor)

D

■ ■ ■ ■ ■ ■ ■
Demencia

La «demencia» es un término paraguas que se utiliza para describir aquellos estados mentales caracterizados por pérdida de memoria y confusión. Existen docenas de causas de la demencia además del Alzheimer, muchas de ellas reversibles, como por ejemplo el hipotiroidismo, el hidrocéfalo de presión normal y la deficiencia de vitaminas (Crystal y otros, 2000). En ocasiones es difícil diferenciar la demencia de lo que los médicos llaman «delirium», o confusión grave debida a una enfermedad. El delirium es reversible y puede estar causado por deshidratación, neumonía, reacciones a los fármacos o una exacerbación grave de muchas condiciones patológicas anteriores. A veces, los cambios en la personalidad son los primeros síntomas de los tumores cerebrales.

Enfermedad de Alzheimer. Es la demencia irreversible más común. Las otras dos más habituales son la demencia de Lewy y la demencia vascular o multiinfarto.

Demencia de Lewy. Está estrechamente relacionada con la enfermedad de Parkinson y puede coexistir con ella. Antes de que la pérdida de memoria sea aparente se observan diversos síntomas: rigidez y dificultad para iniciar el movimiento, además de graves alucinaciones, fantasías y arranques de agresividad. Es bastante difícil distinguirla del Alzheimer y se pueden aplicar terapias similares (Ballard, Grace y Holmes, 1998).

Demencia vascular. Es el término amplio utilizado para definir la demencia asociada a problemas circulatorios en el cerebro. Puede estar causada por una tensión arterial alta, un elevado índice de colesterol y el infarto. La «demencia multiinfarto» tiene su origen en la repetición de infartos, ya se trate de varios ataques graves o de una combinación de infartos de diferente intensidad. Los «ataques isquémicos transientes» (AIT) provocan deficiencias neurológicas temporales y son un signo de advertencia de que pronto se puede producir un infarto o pequeños «miniinfartos». El médico debería informarte de si éste es el caso de tu familiar (De la Torre, 2004).

Demencia del lóbulo frontal. Es el nombre con el que se designa cualquier demencia provocada por un año en esta parte del cerebro, incluyendo la enfermedad de Pick, aunque también puede estar causada por una predisposición genética y otras patologías. El lóbulo frontal rige el estado de ánimo, el comportamiento y el autocontrol. Los daños en esa región del cerebro ocasionan cambios en la forma de sentir y expresar emociones, así como la pérdida del juicio (Mendonça y otros, 2004).

Demencia asociada al alcohol. Está causada por un consumo excesivo de alcohol (Mukama y otros, 2003). También está relacionada con una deficiencia en tiamina y vitamina B_1. Los síntomas iniciales son similares a los de las primeras etapas de la enfermedad de Alzheimer, aunque remiten o se reinvierten con una terapia vitamínica.

Es importante distinguir entre «momentos seniles» normales, como olvidar el nombre de tu nieto, y otros lapsus más graves, como olvidar que tienes una familia. Las lagunas de memoria periódicas son normales. El cerebro retendrá y suministrará información rápidamente siempre que exista una conexión natural con algo más presente en el proceso intelectivo. Dicho de otro modo, es más difícil para cualquiera de nosotros recordar una cosa que no guarda la menor relación con otra. Con el envejecimiento, el cerebro tiene tantos datos que clasificar para componer un pensamiento específico, que el recuerdo puede ser mucho más lento. Pero esto nada tiene que ver con la enfermedad de Alzheimer.

D

Tu tía siempre se acordaba de los cumpleaños y aniversarios de todos, llamando para felicitar o enviando una tarjeta o un ramo de flores. Solía sentirse segura de sí misma, era muy extrovertida y siempre tenía una sonrisa para cuantos la rodeaban. Últimamente las cosas han sido diferentes. Aquella mujer a la que un día conociste impecable y elegantemente vestida, siempre a la moda, viste ahora con prendas inapropiadas, de mal gusto, y anda todo el día desgreñada, sin peinar, incluso en las ocasiones especiales. Se ha vuelto retraída y ansiosa, y llora por cualquier cosa. Tu tía, la eterna «archivera familiar», tiene ahora dificultades para recordar el nombre de sus hijos, y a veces niega airadamente que tenga sobrinos y sobrinas.

Temes que esté desarrollando la enfermedad de Alzheimer. Pero antes de llegar a esta conclusión, ten presente que muchas personas desarrollan demencia a partir de trastornos que pueden ser reversibles. Es importante para ella ir al médico. Se impone un examen físico general y un test psicológico. Una vez descartadas estas causas, el diagnóstico más probable puede ser, ahora sí, Alzheimer. Es una ventaja saberlo cuanto antes. Tu tía puede empezar a tomar una medicación para esta enfermedad y participar en la planificación de su futuro.

Si su demencia se ha manifestado repentinamente, llévala al médico inmediatamente, y no olvides una lista completa de su alimentación y de los fármacos que esté tomando, incluyendo recetas, medicamentos de compra directa en la farmacia, vitaminas y suplementos alternativos. Es probable que el especialista la someta a exámenes físicos completos, incluyendo un TAC cerebral, ideal para detectar tumores, fluidos en el cerebro o trombos. Asimismo, el médico solicitará un hemograma completo y evaluará posibles alergias alimentarias.

(*Véase también:* Dieta y nutrición; Enfermedad de Alzheimer; Salud; Tratamientos alternativos; Tratamientos farmacológicos del Alzheimer; Vitaminas)

■ ■ ■ ■ ■ ■ ■

Depresión

De vez en cuanto tu hermana romperá a llorar sin un motivo aparente. Puede tener depresión, derivada probablemente de un sentimiento de inutilidad y de estar fuera de lugar. Puedes hablarle hasta la saciedad de cuánto la quieres y que lo que más deseas en este mundo es tenerla a tu lado, pero ni aun así conseguirás que recupere su autorrespeto y se sienta de nuevo como un miembro activo de la sociedad. Explícale que necesitas su ayuda. Sé sincera con ella, ya que si exageras demasiado, tus buenas intenciones podrían volverse en tu contra al sentirse ridiculizada y más incapaz.

Utilizando las sugerencias de este libro a modo de directrices, diseña unas cuantas actividades a la medida de los intereses de tu hermana. Empieza poco a poco con un pequeño proyecto y sigue elaborándolo a medida que vaya respondiendo. Pídele sinceramente su opinión y sus sugerencias, y presta atención a sus respuestas aunque no las comprendas.

Si has probado todos los enfoques descritos en este libro y continúa sin responder, tal vez haya llegado la hora de consultar a un profesional. Algunos fármacos antidepresivos que se venden bajo prescripción médica parecen beneficiar a muchos enfermos de Alzheimer, aliviando sus estados de ansiedad. También existen antidepresivos a base de hierbas y tratamientos homeopáticos, pero antes de administrárselos pide consejo al especialista. Pueden tener desagradables efectos secundarios y presentar interacciones con cualquier otra medicación, tanto si se venden con receta como directamente en la farmacia. Lleva un diario del estado emocional de tu hermana, su actitud y espíritu.

(*Véase también:* Actividades; Entretenimiento; Humor; Reír; Salud; Tratamientos alternativos)

■ ■ ■ ■ ■ ■ ■
Descanso

Cuidar de un enfermo de Alzheimer es una tarea ardua que debería compartirse, y tienes todo el derecho del mundo a insistir para que los demás miembros de la familia te echen una mano en este menester. Acuerda con tus hermanos y otros familiares que hagan compañía a tu madre en tu casa los fines de semana o llévala a la de ellos para que puedas tomarte un respiro. No sólo podrás disfrutar del tiempo a solas que mereces, sino que también les dará la ocasión de participar en los cuidados y comprobar de primera mano en qué estado se encuentra.

Congenias bien con mamá. Has acondicionado un espacio personal para ella que la mantiene ocupada al tiempo que te permite disponer de un poco de intimidad. Te las arreglas bastante bien comunicándote con ella a pesar de que está perdiendo la facultad del habla. Has puesto señales en toda la casa para que se oriente. Todo parece marchar sobre ruedas, pero aun así hay momentos en los que te sientes atrapado en una situación y también culpable y avergonzado de sentirte así. Necesitas descansar.

Además de ser el único cuidador, trabajas todo el día. Es evidente que careces de tiempo para ti. Aprovecha todo el apoyo que puedas conseguir. La Asociación de Familiares de Enfermos de Alzheimer organiza reuniones de grupo, y los departamentos de bienestar del gobierno suelen confeccionar programas de actividades que pueden suponer un respiro tanto para ti como para tu madre.

Con un poco de suerte, en tu ciudad habrá un centro de día para adultos en el que pueda pasar unas cuantas horas varios días a la semana. También puedes pedir a la asociación o residencia para la tercera edad que te ayuden a ponerte en contacto con una o dos familias para crear un grupo de cuidados compartidos. Salir juntos con un grupo de este tipo es más divertido y más liviano. También se puede establecer un turno para cuidar a todas las personas de edad avanzada de las respectivas familias.

Aunque pueda ser difícil atender a más de un anciano, vale la pena hacerlo. Cuando te toque día libre, gózalo al límite, sabiendo que tu madre está en un entorno seguro y cariñoso y en manos de personas que la conocen.

Tu grupo compartido también puede acordar turnos de noche. ¿A que sería estupendo poder disponer de una noche libre por semana para cenar con los amigos, ir al cine o al masajista?

Al día siguiente te sentirás mucho mejor y podrás reanudar tus tareas con renovada energía. Asimismo, mamá lo percibirá y eso influirá muy positivamente en su estado de ánimo y comportamiento.

(*Véase también:* Ayuda en casa; Centros de día; Cuidados compartidos; Familia; Grupos de apoyo)

■ ■ ■ ■ ■ ■ ■
Desvestirse

Si tu padre ha desarrollado la costumbre de desvestirse, especialmente en público, y esto te está causando problemas, cómprale ropa difícil de quitar sin tu ayuda. Por ejemplo, un peto tejano, a modo de «mono» de trabajo, que sólo se abroche por la espalda, de manera que será incapaz de desabotonárselo solo, pero recuerda que deberás acompañarlo siempre al baño.

Si tienes una máquina de coser, puedes modificar algunas prendas de vestir embastando el frontal de las camisas y cosiendo una larga cremallera en la espalda. Y si prefieres algo más sofisticado, cose la parte superior e inferior de un chándal o sudadera y coloca una larga cremallera detrás para confeccionar un peto.

Imagina que una mañana papá entra en la sala de estar como Dios lo trajo al mundo. Controlas tu expresión de asombro y reprimes toda desaprobación, pero lo cierto es que su desnudez te ha sorprendido tanto que al principio no sabes cómo reaccionar.

Respira hondo y luego, con un tono de voz casual, dile: «Hola, papaíto. Parece como si no supieras qué ponerte. ¿Qué podrías llevar hoy? ¿La sudadera azul marino o los pantalones beige y la camisa marrón que compramos la semana pasada?».

Probablemente cooperará y dejará que lo ayudes. En cualquier caso, tendrá una buena razón para ir desnudo. La calefacción está muy alta, hace mucho calor y es la única forma que tiene de expresarlo.

Pero si parece estar bien y simplemente no quiere vestirse, ¿qué hay de malo en andar desnudo por casa? Aun así, si te sientes incómodo y él se niega rotundamente a que lo vistas a pesar de tus sutiles sugerencias, intenta persuadirlo de que se acueste un poquito y déjale la ropa preparada para cuando despierte. Es probable que haya olvidado el motivo por el que andaba desnudo y que se vista sin mayores problemas.

(*Véase también*: Apoyo secuencial; Dignidad; Reacciones)

Diarios

Tal vez desees llevar un diario de tus actividades cotidianas, aunque sólo se trate de un par de líneas en una agenda. Te ayudará a controlar los menús favoritos de papá y los lugares a los que le gusta ir, los juegos con los que se divierte y las historias que lo hacen reír. También es una buena forma de anotar los cambios físicos y mentales en su estado. Algunos fármacos tienen graves efectos secundarios, y cuanto mayor sea la información que puedas facilitar al médico acerca de sus reacciones, mejor podrán ajustar la dosis o encontrar alternativas más seguras.

Si te gusta escribir, puedes organizar un diario personal de las historias que cuenta tu padre o de las experiencias compartidas: un valioso registro de convivencia. Cuando tu padre tenga momentos de lucidez, anímalo a hablar de sus recuerdos. Incluso podrías sugerirle escribir una «autobiografía» con tu ayuda. Complétalo con tus propias anotaciones. Es posible que hayas oído estas historias millones de veces, pero lo cierto es que cuando las escribes pasan a formar parte de tus crónicas familiares.

(*Véase también*: Medicación; Recuerdos)

■ ■ ■ ■ ■ ■ ■
Dieta y nutrición

Muchas personas de edad avanzada no comen lo suficiente y a menudo presentan deficiencias vitamínicas. La mala nutrición, deshidratación y deficiencias en vitaminas suelen ser comunes en quienes padecen trastornos cognitivos, como en el caso de la enfermedad de Alzheimer. Algunas de estas deficiencias son reversibles, pero incluso cuando el daño ya está hecho, merece la pena hacer cuanto esté en tus manos para frenar el proceso de deterioro. Independientemente de cuál sea la causa de la demencia de tu madre, puedes ayudarla extraordinariamente introduciendo algunos cambios en su dieta (Weil, 1998). Elimina los alimentos ricos en grasas saturadas y azúcar; ambos pueden agravar la demencia. Luego habla con tu médico sobre la posibilidad de administrarle un fuerte complejo multivitamínico con minerales y añadir cantidades extra de vitaminas E y C.

Evita los alimentos procesados, los productos elaborados con harina blanca, el azúcar, los colorantes para alimentos y los productos con aceite hidrogenado (margarina), que contienen ácidos trans-grasos. Una dieta sana para tu madre, y también para cualquiera de nosotros, debe incluir verduras y hortalizas frescas de temporada y frutas, así como también cereales y pan integrales. Las carnes rojas magras y el pescado graso, los productos lácteos, si los tolera, y el aceite de oliva y de caña son asimismo alimentos muy indicados para un paciente con demencia.

Las *verduras de hoja*, las cebollas rojas, los cítricos frescos e incluso el café son ricos en bioflavonoides, antioxidantes que potencian la acción de la vitamina C. Recientemente se ha descubierto que los bioflavonoides contribuyen a reducir los niveles de colesterol.

Las *zanahorias*, las patatas dulces, el melón pequeño de pulpa anaranjada y la calabaza son buenos alimentos, al igual que la uva roja y los tomates. Cualquier fruta, verdura u hortaliza de color anaranjado o rojizo es una buena fuente de beta-caroteno. El beta-caroteno se transforma en vitamina A, esencial para el crecimiento y desarrollo de las células. Las verduras de hoja verde oscuro también son ricas en esta sustancia.

El *aceite de caña*, los frutos secos, el pescado graso (sardinas, arenques, pez espada y salmón) también son ideales. Las grasas poli-no-saturadas, también conocidas como ácidos grasos Omega-3, previenen las enfermedades cardiovasculares y combaten el cáncer (Dixon y Ernst, 2001).

Los *brotes de soja*, el tofu, la leche de soja, las lentejas y las judías verdes son excelentes fuentes de isoflavonas, que proporcionan compuestos similares a los estrógenos cuando su nivel es bajo. Asimismo, protegen contra el cáncer de mama (Biermann, 2002).

El *agua* es muy importante. Las personas de edad avanzada se muestran reacias a ingerir líquidos. La generación de tu madre consideraba el agua como algo que se usaba para tragar pastillas o para enjuagarse la boca después de cepillarse los dientes. Si se resiste a beber agua, puedes prepararle sustitutos sanos. Mezcla dos partes de zumo helado por una de agua y añade un endulzante. Es crucial que el enfermo de Alzheimer consuma ocho vasos de agua diarios.

El *alcohol* desequilibra la capacidad de pensar con claridad, y en los pacientes de Alzheimer este efecto aumenta. No le des más de una bebida alcohólica al día. El consumo excesivo de alcohol se ha relacionado con el desarrollo de esta enfermedad (Mukamal y otros, 2003).

Los *batidos* son estupendos. Si tu madre tiene trastornos de la alimentación, prepárale batidos con toda clase de ingredientes sanos: yogur, zumo de fruta, soja, arroz o suero de leche. Luego añade lecitina, un aceite Omega-3, polen de abeja, proteína de soja, gelatina en polvo o levaduras nutritivas. Mézclalo todo en una batidora con un plátano u otras frutas. Si es necesario, endúlzalo con miel o un aromatizante como la vainilla. En las tiendas de dietética te aconsejarán y te facilitarán recetas.

(*Véase también:* Enfermedad de Alzheimer;
Tratamientos alternativos; Vitaminas)

Dignidad

Tu madre necesita que te conviertas en el guardián de su autorrespeto y su dignidad, sobre todo a medida que su estado de confusión va en aumento. Hablarás en su nombre de formas que jamás habrías imaginado. Es posible que al principio te haya resultado difícil adoptar el tono de firmeza necesario, pero ahora ya te has acostumbrado a interrumpir a los demás que insisten en hablarle en un tono condescendiente y a quienes hablan de ella como si no estuviera presente. Mamá ya no es capaz de expresarte con palabras lo mucho que aprecia tus intervenciones, pero sí lo hará con su comportamiento.

Imagina que estás comiendo con tu madre en un restaurante cuando de repente observas una expresión divertida y distraída en su rostro. Le preguntas si le gusta la comida y te responde entre murmullos que está deliciosa, de manera que aquélla no es la razón de su expresión. Luego le preguntas si necesita ir al baño, pero lo niega con la cabeza. No tardas en advertir que la etiqueta de su bolsita de té cuelga de la comisura de sus labios. Alargas la mano y la retiras con suavidad con una servilleta. Ya la ha mordido y tiene la boca llena de té en polvo. Le dices: «No debe de tener buen sabor, ¿verdad? Escupe el resto en esta servilleta y luego enjuágate la boca con un poco de agua».

Los comensales sentados en la mesa contigua han presenciado la escena y te están mirando, pero haces caso omiso y sigues ayudando a mamá a escupir las hojitas de té en el vaso de agua. Pides al camarero que traiga más agua. Nunca antes había sucedido nada igual y te sientes un poco nerviosa, pero si tratas la situación como algo perfectamente normal, la ayudarás a conservar su dignidad. Una vez enjuagada la boca olvidará inmediatamente el incidente y seguirá comiendo como si tal cosa.

Tu familia consideraba salir fuera a comer una ocasión especial. Tu madre sigue mostrándose excitada ante la perspectiva de ir a un restaurante. Desde luego, el episodio del té no te disuadirá de la idea de seguir saliendo con ella, aunque quieres evitar este tipo de situaciones embarazosas en el futuro. Así pues, la próxima vez que la lleves al restaurante, podrías colocar su bebida en tu lado de la mesa para que no lo confunda con los alimentos sólidos. También puedes pedir al camarero que prepare un plato especial para ella. Quizá le resulte más fácil si tiene ante sí un solo tipo de alimento, tanto si se come con las manos como con el tenedor.

A veces será bastante complicado mantener la dignidad de tu madre, pero con una actitud positiva y un enfoque relajado te las arreglarás para superar estas situaciones. Recuerda que nadie se ha muerto de bochorno.

(*Véase también:* Actitud; Afecto; Elogios;
Lenguaje corporal; Validación)

■■■■■■■
Dinero

El dinero siempre fue un símbolo muy importante de autorrespeto y dignidad para tu amigo Arturo durante su vida adulta productiva. Desde hace ya algún tiempo, administras su dinero, pero le das algunos billetes y monedas para que los guarde en la cartera para pagar pequeñas compras.

Imagina que un día estás con él en la cola del supermercado cuando de pronto echa un vistazo a los billetes que lleva en la cartera y se altera de inmediato: «¿Quién me ha robado el dinero? ¡Alguien me lo ha robado! Lo tenía aquí y ya no está. ¿Quién ha sido el ladrón?».

Tómalo del brazo y dile: «¿Puedo ver tu cartera, Arturo? Veamos... parece que tienes la misma cantidad con la que has salido de casa. Ayer pusiste el resto en el banco para que te lo guardaran».

«No recuerdo haberlo hecho.»

«Ayer fue un día muy ajetreado. Incluso yo había olvidado lo del banco hasta que lo he dicho. Pasaré yo delante y pagaré la compra. Cuando regresemos al banco ya me lo devolverás, ¿de acuerdo?»

Si Arturo sigue obsesionado con su dinero, arréglatelas para que reciba un «cheque» en el buzón cada viernes. Se sentirá orgulloso de su «salario». Luego puedes ofrecerle «depositar» su «cheque» en el banco (y más tarde tirarlo a la papelera).

A tu amiga Patricia le fascina llevar bolso. A menudo lo llena de toda clase de cosas: un tubo de pasta dentífrica, viejas tarjetas de felicitación, llaves oxidadas de su primer domicilio en Logroño hace sesenta años, etc. De vez en cuando metes un par de billetes en su cartera antes de llevarla de compras o de paseo.

Imagina que acabas de comer con ella en el restaurante. Patricia insiste en invitarte, pero por desgracia esta
mañana te has olvidado de darle dinero. Sería tentador
recordarle lo bien que has estado administrando su cuenta
bancaria todos estos años, pero contente. Elige algo así
como: «Lo siento, Patri, no te dejaré. La última vez invitaste
tú. Ahora me toca a mí».

Aprovecha la situación y elógiala para distraer su atención: «Eres tan generosa. Me encanta que seas mi amiga.
Siempre aprendo cosas de ti».

(*Véase también:* Entretenimiento; Independencia;
Mentirillas)

■ ■ ■ ■ ■ ■ ■

Discusiones

A tu mujer siempre le ha interesado la ciencia, la historia y
todo cuanto se fundamenta en hechos. Estás viendo el Dis-
covery Channel con ella mientras le lees una revista del
National Geographic. Aunque es incapaz de discutir demasiado contigo, nunca aparta los ojos de ti cuando le estás leyendo algo. Incluso si le lees lo mismo por enésima vez, procura
que parezca la primera, pronunciando las palabras con entusiasmo: «Escucha esto, cariño. He encontrado un artículo
realmente espectacular. Es interesantísimo. ¿Quieres que te
lo lea?». Dado que ya se lo has leído antes, cabe la posibilidad de que interactúe contigo. Aprovéchalo para estimular
una discusión compartiendo ideas con ella.

_____

Las discusiones adultas serias son tan importantes para
tu padre como lo son para ti, aunque poco o nada pueda
aportar. Piensa en lo que hablas con tus amigos e intenta

comentar con él los mismos temas. Puedes hacer referencia a un tema que sabes que es de su interés o consultarle algo que ocurre en tu vida personal. Por ejemplo, podrías decir: «Papá, me gustaría que me aconsejaras en algo que es muy importante para mí. Estoy barajando la posibilidad de trasladarme de oficina. ¿Qué opinas? La actual tiene buenas vistas, pero es muy pequeña. Podría mudarme a otra más espaciosa aunque no tenga ventanas. ¿Qué sería más importante para ti, las vistas o más espacio?».

Dale tiempo para reaccionar a tu pregunta. Si responde con un comentario que no guarda ninguna relación con la cuestión que acabas de plantear, síguele la corriente. Tal vez tengas que hablar más despacio y simplificar las palabras. Implicarlo en conversaciones adultas le ayuda a conservar su autoestima y su dignidad, aun en el caso de que sus respuestas sean incoherentes o absurdas.

(*Véase también*: Comunicación; Conversaciones; Escuchar; Preguntas; «Soy normal»; Validación)

■ ■ ■ ■ ■ ■ ■
Dolor

En ocasiones, a causa de su demencia, tu prima Sofía olvida que tiene una lesión o una herida hasta que le duele de nuevo. Tu inclinación natural es consolarla cuando siente una punzada en la espalda y reacciona gimoteando como un bebé. Te acercas a ella de inmediato y le dices con todo el cariño del mundo: «Vaya, Sofía, otra vez la espalda, ¿verdad?».

Por desgracia, al demostrarle que estás preocupada, también le estás diciendo inintencionadamente dos cosas que había olvidado por completo a causa de su demencia: Primera, que le duele la espalda, y segunda, por el tono de tu voz, que su dolencia puede ser grave. La ayudarás mucho más manteniendo una actitud de indiferencia positiva sin demostrar el menor atisbo de preocupación en tu voz. Mientras reacciona a la punzada, dile: «Sofía, deja que te ayude a sentarte erguida; te sentirás mejor».

Tal vez se haya hecho un corte en el dorso de la mano y ya vaya siendo hora de cambiarle la gasa y aplicar un poco más de pomada. Al retirarle el vendaje podría sentir dolor. Humedécelo con agua tibia con un algodón para que se reblandezca, explicándole paso a paso lo que estás haciendo: «Sofía, voy a cambiar el vendaje. Te has cortado y tengo que ponerte más pomada y un nuevo vendaje para que se cure. ¿Quieres tirar tú del esparadrapo o prefieres que lo haga yo?».

Puede empezar a tirar, pero luego dejar que lo hagas tú. Dile: «Te lo quitaré lo más suavemente que pueda. Espero que no te duela demasiado». Lo tolerará mejor si le vas explicando todo lo que haces y por qué lo haces. Recuerda que posiblemente necesitará que se lo repitas varias veces.

No olvides que, a causa de su demencia, no recuerda su herida, de manera que tan pronto como se sienta cómoda, olvidará el dolor.

(*Véase también*: Afecto; Apoyo secuencial; Empatía; Entretenimiento; Humor; Salud)

E

■ ■ ■ ■ ■ ■ ■

Edad

Envejecer no es algo que se ajuste demasiado bien a una sociedad orientada a la juventud. La edad puede ser un tema complicado cuando se llega a los cuarenta o cincuenta años. El envejecimiento es difícil para todos, de manera que por qué se debería considerar correcto exclamar a una persona anciana: «¡Ya tienes noventa! ¡Qué barbaridad! ¿Qué se siente a esa edad?», cuando ni en sueños se nos ocurriría exclamar: «¡Ya tienes cincuenta y cinco! ¡Qué barbaridad! ¿Qué se siente a esa edad?».

A menudo tu madre se disgusta cuando alguien convierte en una expresión de asombro su «edad madura». Intercede en su nombre. Otros pueden hacerte comentarios sobre ella en su presencia como si no comprendieran una sola palabra, cuando en realidad no es así. Puede comprender muchísimas cosas, y el tema de la edad puede aflorar con frecuencia. Probablemente no recuerde su edad actual, pero aun así relacionar el estar en los ochenta o noventa como ser «muy viejo» es una idea a todas luces depresiva.

Así pues, en lugar de hacer hincapié en su edad, procura animarla a conversar sobre lo jóvenes que nos sentimos todos en nuestro interior, «en espíritu». En conversaciones de este tipo, es probable que tu mamá recuerde sucesos de su juventud o de sus años de escolaridad, tal vez los momentos de su vida en los que se sentía más independiente y capacitada.

(*Véase también:* Comprensión; Cumpleaños; Dignidad; Empatía; «Soy normal»)

■ ■ ■ ■ ■ ■ ■
Ejercicio

El ejercicio es fundamental para el bienestar físico y mental de cualquier persona, incluidos los enfermos de Alzheimer. Tu abuelo necesita mover el cuerpo. Prepara un sencillo programa de ejercicios. Intenta que eleve los brazos por encima de la cabeza y que los balancee adelante y atrás. A menos que esté en una silla de ruedas, llévatelo de paseo.

También puedes elaborar tus propias versiones de ejercicios. ¿Qué te parecería caminar por el césped del jardín o por la orilla del mar con los pies descalzos? Sugiérele que estire los brazos hacia arriba y emita sonidos imitando a diferentes animales: un cerdo, una vaca, un caballo, una oveja, etc. Desafíalo a una competición de rugidos de león. Le gustará y además liberará tensión.

BAILAR Si tu madre sigue ágil y con capacidad de movimiento, puedes introducirla de nuevo, emulando su juventud, en el elegante arte del baile. Ha transcurrido mucho tiempo desde su último baile, de manera que deberás empezar lentamente, observando su equilibrio y evitando los giros. Mantente en un mismo lugar en la «pista de baile» (el comedor, el salón, etc.) y mueve los brazos y el tronco al compás de la música. Cuando mamá te imite, sincroniza tus movimientos con los suyos. Si se muestra reacia, tómala de las manos y muévela al son de la melodía. Si no ha bailado desde hace muchísimo tiempo, al principio puede tener dificultades para acomodarse al ritmo. Elige una canción lenta, a ser posible de su gusto, y deja que manifieste su espontaneidad mientras improvisas pasos de danza. Tal vez le guste Puccini, Tommy Dorsey o Garth Brooks.

Imagina que has puesto una de sus óperas favoritas, *Madame Butterfly*. La música la inspira. Sonríe y sus ojos empiezan a brillar mientras se balancea. Siéntate en una silla frente a ella y mueve los brazos siguiendo su balanceo. Es posible que al principio se muestre un poco tímida, pero pronto se animará y acompañará tus movimientos. Es probable que al terminar te hayas quedado sin aliento, pero has compartido con ella risas y alegría. Asimismo, si tu madre tiene graves problemas de habla o es no verbal, la exploración de estos movimientos puede proporcionarle un extraordinario cauce de autoexpresión.

NADAR Durante años has practicado la natación, tu actividad física preferida, de manera que cuando tu abuelo se mudó a tu casa, lo inscribiste en la piscina local. Nada a la perfección, o por lo menos así solía hacerlo. Recientemente has advertido que vacila a medio largo de piscina, como si olvidara los movimientos habituales de brazos y piernas. No es consciente de estos cambios, y cuando se lo comentas se disgusta.

Antes de que pueda producirse algún episodio que ponga en peligro su vida, introdúcelo en el aeróbic acuático, una serie de ejercicios que se pueden hacer en aguas poco profundas. Asimismo, debería llevar un chaleco para mantenerse siempre a flote.

PASEOS A tu padre le encanta pasear contigo por el vecindario. Si ve bien, puedes señalarle pequeños detalles del entorno: un capullo de rosa, una pared recién pintada o un hormiguero. Luego, de nuevo en casa, puedes evocar el paseo y comentarlo con él: «Qué día más bonito ha hecho hoy, ¿verdad? Y qué bien nos lo hemos pasado paseando. Hemos ido al parque y todo estaba lleno de flores. Me lo he pasado muy bien. Ha sido estupendo hablar contigo».

«Sí.»

«¿Te acuerdas de los rosales? ¿Y de las acacias en flor? Y luego aquellas plantas tan preciosas. No sé cómo se llaman, pero podríamos ir al vivero a preguntarlo, ¿no te parece?»

(*Véase también*: Ambientes multitudinarios;
Apoyo secuencial; Caminar; Comunicación;
Lenguaje corporal; Música)

EJERCICIOS SENTADOS La abuelita necesita hacer ejercicio, pero su capacidad ambulatoria ya no es suficiente como para salir de paseo. Siéntate frente a ella en una silla de respaldo recto (ella también) y sugiérele algunos ejercicios físicos sentados. Compártelos también con los miembros del grupo de apoyo.

Repítelos 3-5 veces cada uno, con movimientos suaves y un ritmo lento y deliberado, especialmente al flexionar y deflexionar. Evita los movimientos bruscos y omite cualquier ejercicio cuando se queje de dolor. Si tiene problemas físicos, consúltalo primero con el médico o fisioterapeuta.

- Eleva los brazos, inspira. Baja los brazos, espira.
- Estira los brazos al frente con las palmas hacia arriba y luego bájalos.
- Estira los brazos a lo largo de la cara externa de las piernas hasta tocar los dedos de los pies.
- Tira del mentón hacia el tórax y luego mira hacia arriba.
- Eleva los hombros.
- Inclínate adelante y atrás, simulando la acción de remo.
- Estira un brazo al frente y luego desplázalo hacia el hombro opuesto. Repítelo con el otro brazo.
- Eleva los brazos, inspira. Baja los brazos, espira.
- Estira los brazos al frente y simula la acción de tijera.
- Eleva lentamente una pierna y luego la otra.
- Estira un brazo hacia arriba y luego el otro.
- Con los talones apoyados en el suelo, eleva los dedos de los pies y mantén la flexión tres segundos.
- Con los dedos de los pies apoyados en el suelo, tira de los talones hacia arriba y mantén la posición tres segundos.

- Eleva los brazos, inspira. Baja los brazos, espira.
- Estira los brazos al frente y abre y cierra las manos.
- Continúa con los brazos al frente y mueve los dedos.
- Extiende las piernas al frente, estira los dedos de los pies hacia delante y luego flexiónalos hacia arriba.
- Estira los brazos al frente y flexiona las muñecas arriba y abajo.
- Continúa con los brazos al frente y describe círculos con las muñecas.
- Extiende los brazos a los lados.
- Eleva una rodilla hacia el pecho y luego la otra.
- Eleva los brazos, inspira. Baja los brazos, espira.
- Apoya las manos en los hombros, eleva los codos, tira de ellos hacia atrás y luego júntalos delante del pecho.
- Apoya las manos en los hombros y gira a un lado y al otro.
- Junta las manos, elévalas por encima de la cabeza y luego ve desplazándolas por delante hasta meterlas entre las rodillas, como si estuvieras cortando un tronco.
- Haz rodar los hombros.
- Eleva los brazos, inspira. Baja los brazos, espira.
- Abrázate.

(*Véase también:* Apoyo secuencial; Caminar; Comunicación; Lenguaje corporal; Música)

■ ■ ■ ■ ■ ■ ■

Elegir

Quienes sufren demencia senil tienen problemas a la hora de conjugar varios pensamientos a la vez, de manera que cuando le des a elegir entre diferentes alternativas, procura limitarlo a dos opciones. Tal vez tengas que repetirlas o expresarlas de un modo más comprensible para que el paciente capte su significado.

Por ejemplo, tu esposa siempre ha sido una mujer independiente, pero ahora que tienes que tomar decisiones por ella en la mayoría de las áreas de la vida, intenta proporcionarle tan a menudo como puedas la mayor cantidad de autonomía posible cuando tenga que elegir. Al vestirse, puedes mostrarle dos blusas y dejar que elija la que quiera ponerse. Podrías decirle: «Veamos..., tienes ésta a cuadros azules y esta otra con la flor rosa. ¿Cuál querrías ponerte hoy?».

En el desayuno puedes darle a elegir cómo quiere los huevos, describiendo las posibles alternativas en términos específicos; quizá no lo recuerde: «Puedo preparártelos hervidos o revueltos. ¿Te gustarían revueltos?».

Si tu esposa tiene considerables dificultades de expresión, recompón el planteamiento de las alternativas que le estás ofreciendo para que pueda responder con un simple «sí» o «no». Por ejemplo, si le dices: «Te prometí que saldríamos a dar un paseo en coche. Podemos ir a la biblioteca o a tu galería de arte favorita. ¿Qué te parecería la biblioteca?» y ella responde que no, podrías añadir: «Bueno, parece que prefieres ir a la galería, ¿verdad?». Lo más probable es que responda afirmativamente.

(*Véase también*: Apoyo secuencial;
Comunicación; Preguntas)

■ ■ ■ ■ ■ ■ ■

Elogios

Algún que otro elogio durante el día aliviará la inquietud y la agitación de tu marido. Cuando empiece a ponerse nervioso, míralo a la cara, muy cerca, y en un tono íntimo y cariñoso dile: «¿Te he dicho ya lo feliz que soy de que estemos juntos? Me encanta estar contigo».

O cuando lo ayudas a vestirse podrías elogiar su buen comportamiento: «Esta camisa te sienta muy bien. Refleja el color de tus ojos», o «Me gusta muchísimo tu nuevo corte de pelo. Estás muy elegante», etc.

Es una excelente idea tener a mano un repertorio de elogios adecuados para diferentes ocasiones. Por ejemplo, podrías decirle algo así como «¡Qué bien te sienta el verde!», «Siempre has sabido lo que hacer en situaciones como ésta», «Gracias por sugerírmelo», «Es una idea extraordinaria», «¿Me ayudarás con esto? Lo haces muy bien», «¿Qué haría yo sin ti?», etc.

Habrá veces en que un simple elogio no bastará para tranquilizarlo. En tal caso debes dar un paso más e implicarlo en una conversación un poquito más compleja para desviar su atención. Algo así como «Cariño, ¿tienes un minuto? Necesito hablar contigo. Siempre me ayuda conocer tu opinión». Y luego plantea un pequeño «problema» con el que pueda ayudarte.

A partir de las experiencias anteriores es probable que sepas cuáles son sus «problemas» preferidos. No importa que hayas recurrido ya a ellos una infinidad de veces. Si crees que podría recordarlos, podrías empezar diciendo: «Ya te lo he mencionado alguna vez, pero...».

Luego explícale tu «problema» con el máximo detalle y muy seriamente, y cuando te haya dado su opinión, que puede ser un simple «sí» o «no», hazle comprender lo mucho que valoras el consejo que te dio: «Me alegra que hayamos hablado de esto. Discutir mis problemas contigo me hace sentir mucho mejor».

(*Véase también:* Afecto; Dignidad; Empatía; Validación)

Empatía

Te será más fácil abordar las situaciones problemáticas con tu tía Elsa si empatizas con ella contemplando las circunstancias a través de sus ojos. Aprende a compartir su realidad incluso cuando sea muy diferente de la tuya. ¿Qué harías en su lugar?

¿Cómo debe de experimentar los efectos de su demencia? Imagínate buscando frenéticamente las llaves del coche e incapaz de recordar dónde las dejaste. Imagina ahora que finalmente las encuentras, pero que luego descubres que no tienes la menor idea de lo que se suponía que ibas a hacer con ellas o ni tan siquiera qué son.

¿Puedes imaginar lo que sentirías experimentando este tipo de confusión un día tras otro? En tu interior eres la misma persona que has sido siempre. Sigues pensando en ti con toda normalidad, pero el mundo que te rodea parece estar cambiando. Intentas explicar tu dilema a la persona que cuida de ti, pero no consigues articular palabra. Crees que te has vuelto loca y cunde el pánico. Luego, tu cuidador te mira con ojos tiernos y dice: «¿Me das un abrazo, por favor, tiíta?».

Dejas que te rodee con sus brazos y te tranquilizas. Incluso sonríes. Después de todo, tal vez no estés perdiendo el juicio. Poco a poco vas reconociendo a quien te acaba de abrazar: ¡Es tu sobrina!

Sin embargo, otras personas empiezan a tratarte de una forma extraña. Unos te dan palmaditas en la cabeza como si fueras un perrito, y otros te parlotean a escasos centímetros del rostro como si fueras un recién nacido. La gente empieza a ignorarte y hablan como si no estuvieras presente. Tus sentimientos no han cambiado; sigues experimentando alegría, dolor, nostalgias y amor. ¿No se dan cuenta?

A medida que Elsa va perdiendo su capacidad para comunicarse, podría sentirse como un turista en un país extranjero que desconoce la lengua y las costumbres locales. Intenta explicar que necesita ayuda, pero por más que lo intenta, nadie parece comprenderla.

Estás aprendiendo a ser empática con tu tía y miras el mundo desde su punto de vista. Te ayuda a comprender sus sentimientos, pero aún hay veces en que te sorprende con la guardia baja. Un día encuentras a Elsa sumida en un mar de lágrimas. Estás asombrada. No sabes por qué. Cuando le preguntas, apenas farfulla con un hilillo de voz: «Se han marchado sin mí». «¿Quién se ha marchado sin ti y adónde han ido, tía Elsa?» Ella responde: «Se han ido al entierro. Mi hermana no podía esperarme. ¿Cómo es posible que me haya hecho esto?».

Reconfórtala mientras haces un breve repaso de la historia de su familia para que recuerde algún suceso que podría haber desencadenado aquella reacción emotiva. Por fin das con ella. Tía Elsa estaba reviviendo la muerte de su querida abuela, cuando la habían dejado sola en casa durante el funeral. Debes encontrar un modo de aliviar el dolor de aquella niña de diez años. Dile algo así: «Siento que no te llevaran con ellos, tía. A mí tampoco me habrían dejado ir. Ven conmigo y encenderemos una vela para tu abuelita».

Cuando penetras en su espacio, la empatía te ayudará a comprender y compartir sus sentimientos y podrás abordarlos con mayor eficacia en todo tipo de situaciones.

(*Véase también:* Actitud; Apoyo secuencial; Comprensión; Realidad; «Soy normal»; Validación)

Enfermedad de Alzheimer

La enfermedad de Alzheimer debe su nombre al doctor Alois Alzheimer, el neurópata que identificó la enfermedad en 1906. Uno de sus pacientes en una institución mental local había manifestado una demencia grave durante diez años antes de fallecer a la edad de cincuenta y cinco años. Al practicar la autopsia, el doctor Alzheimer descubrió células nerviosas entrelazadas y depósitos de placa que creyó que eran la causa de su demencia. «Enfermedad de Alzheimer» es el término que describe un tipo específico de deterioro de los grupos nerviosos en el cerebro. Estos grupos se calcifican y entrelazan, provocando la destrucción de muchas células cerebrales.

Con el progresivo envejecimiento de la población, es de esperar que el número de enfermos de Alzheimer experimente un drástico incremento. Según la Alzheimer's Association, en Estados Unidos alrededor del 10 % de las personas de más de sesenta y cinco años y aproximadamente la mitad de todas las que superan los ochenta y cinco tienen Alzheimer.

Una persona vivirá por término medio ocho años a partir del diagnóstico. En los últimos veinte años, las investigaciones han progresado de una forma espectacular, pero seguimos teniendo muchas más preguntas que respuestas. Algunos fármacos en el mercado pueden aliviar o retrasar los síntomas en algunos pacientes. Se están realizando prometedores avances en la búsqueda de una vacuna, aunque probablemente pasarán muchos años antes de que esté lista para su uso.

CAUSAS Los investigadores han identificado múltiples factores asociados a la enfermedad de Alzheimer, tales como conexiones genéticas, alteraciones bioquímicas y factores medioambientales, como pasadas lesiones craneales, abuso en el consumo de alcohol y toxinas. No obstante, la causa básica, si es que la hay, sigue siendo desconocida.

La conexión corazón-infarto. Algunos estudios demuestran que quienes sufren enfermedades cardiovasculares, la tensión arterial alta, un historial de infartos y un elevado nivel de colesterol corren un riesgo considerablemente mayor para desarrollar la enfermedad de Alzheimer (Sparks y otros, 2000). Los miniinfartos, también conocidos como AIT (ataques isquémicos transientes), dañan los vasos sanguíneos cerebrales y a menudo provocan una demencia multiinfarto, que imita los síntomas y puede desencadenar ocasionalmente la enfermedad de Alzheimer.

La conexión genética. Las mutaciones genéticas de tres cromosomas (1, 14 y 21) ha sido identificada como la responsable de la aparición temprana del Alzheimer, que afecta a personas de treinta a cincuenta años. Sin embargo, considerados en su conjunto, estos tres cromosomas apenas intervienen en un pequeño porcentaje de todos los casos de Alzheimer (alrededor del 5%). Un cuarto gen, *APOE*, presente en el cromosoma 19, está presente en el 65% de los pacientes de Alzheimer estudiados (Tanzi y Parson, 2000). Este gen contribuye al transporte del colesterol en el torrente sanguíneo. Se presenta en formas diferentes. Una de ellas parece prevenir el desarrollo del Alzheimer, mientras que otra, *APOE4*, da la sensación de crear una mayor susceptibilidad a la enfermedad. Conviene destacar, sin embargo, que muchas personas con *APOE4* no desarrollan la enfermedad. Actualmente no se pueden explicar las razones por las cuales algunas personas desarrollan el Alzheimer y otras no. Incluso si tu padre o tu madre tienen Alzheimer asociado a causas genéticas, no se puede asegurar que tú vayas a contraer la enfermedad.

E

La conexión proteínica. La proteína beta-amiloide se produce en grandes cantidades en el cerebro. Penetra en el plasma celular y se descompone. Cuando no se descompone correctamente, se acumula, destruye las células y causa daños neurológicos (Sunderland y otros, 2003). Cuanto mayor es el grado de demencia, más elevados son los niveles de esta proteína. Otra proteína, tau, también está presente en los entrelazados nerviosos típicos del Alzheimer. Son importantes descubrimientos en la búsqueda de tests, vacunas y antídotos más precisos para la enfermedad una vez que ha empezado a desarrollarse (Huang y otros, 2000). Numerosos estudios demuestran una acumulación inusualmente alta de proteína beta-amiloide en los cerebros afectados por el Alzheimer, además de la proteína tau.

La conexión de deficiencia folato-colina. Existe una correlación entre la deficiencia en ácido fólico (el folato es una de las vitaminas B) y la enfermedad de Alzheimer. La deficiencia de vitamina B_{12} también puede provocar un tipo diferente de demencia (Cummings y Cole, 2002). Por desgracia, esta condición es irreversible una vez que se ha desarrollado la enfermedad. El folato se encuentra en las legumbres, salmón, atún, cítricos y raíces vegetales (cuando se cocinan se destruye). La vitamina B_{12} sólo está presente en alimentos de origen animal tales como la leche, huevos y la mayoría de las carnes, especialmente el hígado.

Otra vitamina B, la colina, es esencial para la salud de los transmisores nerviosos en el cerebro y otros órganos. Algunas investigaciones han demostrado que una deficiencia grave de colina es común en los enfermos de Alzheimer. La deficiencia de colina desequilibra el sistema nervioso y la función cerebral, además del sistema digestivo y la tensión arterial. La colina está presente en la carne, yemas de huevo, legumbres, brotes de soja y cereales integrales (Kaplan, 1992).

La conexión aluminio. El aluminio es uno de los minerales más abundantes en la Tierra. Por término medio consumimos 30-50 mg diarios a través de la ingesta de alimentos y agua. En las autopsias se ha detectado una cantidad cuádruple de depósito de aluminio normal en los cerebros aquejados de Alzheimer. Los científicos e investigadores no se ponen de acuerdo en la significación de este hecho. En cualquier caso, merece la pena tomar precauciones y evitar la exposición excesiva a este metal. Solicita un análisis del agua que consumes en cualquier laboratorio y no almacenes ni cocines alimentos ácidos en recipientes de aluminio (Werbach, 1993).

Toxinas medioambientales. Parece existir una cierta correlación entre el uso de herbicidas e insecticidas y el desarrollo del Alzheimer. Evidencias anecdóticas indican una mayor incidencia de esta enfermedad en personas expuestas a un exceso de detergentes y productos de limpieza domésticos. El entorno y el estilo de vida pueden desempeñar una función igual o superior que la genética en el desarrollo del Alzheimer. Entre estos factores se incluye la nutrición, heridas en la cabeza y exposición a contaminantes (herbicidas, insecticidas, populación del aire, sustancias químicas domésticas y cosméticos). Estos contaminantes aumentan los radicales libres en nuestros sistemas provocando oxidación, que a su vez interfiere en el desarrollo celular sano (Blaylock, 2002).

TESTS Quienes presentan síntomas de demencia deberían someterse a un test físico, incluyendo el hemograma básico, para detectar posibles deficiencias en los niveles de folato B_{12} y hormonas tiroideas. Una vez constatado que la demencia no está causada por una condición reversible, el siguiente paso consiste en un examen neurológico o psicológico mediante tests verbales de memoria y escáner MRI o CAT. En la actualidad los investigadores trabajan en tests simples de piel y orina que pronto estarán disponibles para la comunidad médica general (Royce, 2002; Pratico, 2001).

VACUNAS Existe un cauto optimismo en relación con los progresos realizados en la elaboración de una vacuna para el Alzheimer. Según los expertos, los fármacos investigados estimulan el sistema inmunológico para «reconocer» y atacar las placas amiloides asociadas a las anormalidades cerebrales en esta enfermedad (Hock y otros, 2002). Tests humanos han resultado muy prometedores, aunque en fases iniciales hubo que interrumpirlos a causa de los efectos secundarios observados en algunos sujetos. Ensayos posteriores demostraron que en realidad la vacuna había resultado satisfactoria en la ralentización del avance de la enfermedad. Serán necesarios más ensayos humanos para saber si estas sustancias son seguras y eficaces como vacunas.

También existe un cauto optimismo acerca de otra vacuna contra el Alzheimer que se está desarrollando actualmente. En ensayos de laboratorio realizados con animales de edad avanzada, los investigadores han identificado una sustancia que previene satisfactoriamente la formación de placas, e incluso signos de disolución de las ya existentes.

Asimismo se están realizando tests humanos. Hasta la fecha no se han detectado efectos secundarios significativos en los sujetos sometidos a los ensayos. Habrá que esperar algunos años para saber si estas sustancias son eficaces como vacunas. En cualquier caso, la comunidad científica y las asociaciones de familiares de enfermos son moderadamente optimistas, señalando que muchos resultados satisfactorios obtenidos en tests con animales de otras vacunas, como en el caso de la diabetes, no han demostrado su eficacia con los humanos.

(*Véase también:* Demencia; Dieta y nutrición; Salud; Tratamientos alternativos; Vitaminas)

■ ■ ■ ■ ■ ■ ■
Entorno

A medida que la confusión de papá va en aumento, su entorno es cada vez más importante para él. Por tentador que pudiera parecer darle un nuevo aspecto a su habitación o al apartamento, no lo hagas. Si tienes que mudarte, procura reproducir el entorno de su dormitorio anterior. Necesita el confort psicológico de su butaca preferida en su lugar usual, delante de la cómoda en la que están ordenadas todas las fotografías de la familia. Si no tienes más remedio que introducir cambios, hazlo poco a poco.

Tu padre ha guardado su coche de juguete desde los seis años, aunque poco queda de la pintura original después de tanto tiempo. En realidad, incluso tú has jugado con él cuando eras pequeño. Ahora está entre los retratos de sus padres y tu fotografía de bebé. Quítale el polvo a su alrededor sin tocarlo. Se altera si descubre que alguien lo ha movido. Puede verlo todo desde su viejo balancín, el cual por cierto, al igual que el coche, es una pieza antigua de edad indeterminada y color incierto. Has intentado en vano convencerlo de que convendría comprar otro nuevo. Podrías colocarlo en lugar de aquella vieja monstruosidad cubriéndola con un drapeado durante algunas semanas, y luego ponerlo sobre el nuevo, que debería estar situado en el lugar exacto del viejo.

(*Véase también*: Intimidad; Señales; Transiciones)

■ ■ ■ ■ ■ ■ ■
Entretenimiento

Tu abuela lleva un par de años viviendo contigo. Con frecuencia se obsesiona con «regresar a su casa». De pie delante de la puerta con el abrigo enfundado y un par de zapatillas afelpadas en la mano anuncia: «¡Me voy ahora mismo!». Y hace girar el pomo de la puerta. Rápidamente llegas hasta ella, le pasas el brazo por los hombros y le dices: «De acuerdo. Siento que tengas que marcharte tan pronto abuelita. Lo estábamos pasando tan bien juntas. ¡Ah!, casi lo olvido. Te prometí enseñarte mis nuevos pendientes. Ven a verlos antes de irte.».

A tu abuela le encanta la joyería, de manera que te sigue mientras sacas el joyero. Invítala a sentarse junto a la mesa de la cocina con el joyero frente a ella mientras le quitas el abrigo y dices: «Te quitaré esto. Hace demasiado calor para llevar puesto el abrigo, ¿no crees? Voy a colgarlo en el armario. Y ahora dejaremos las zapatillas junto al abrigo, así sabrás dónde están, ¿de acuerdo?».

Saca del joyero un par de aretes y dáselos. No tardará en esparcir en la mesa todo el contenido del joyero, clasificando los pendientes por parejas. Mientras le hablas de algunas piezas, estará tan ensimismada ante tanto fulgor que olvidará completamente que quería marcharse. De este modo evitarás discutir con ella y habrás desviado su atención. Has cambiado su proceso mental alterando el entorno. Aprovecha para pasar un buen rato en su compañía.

Tu padre se muestra inquieto, nervioso e irritado. Ha empezado a caminar de un lado a otro murmurando expresiones de disgusto. Le has ofrecido su té preferido, pero no quiere. Te marchas de la habitación y regresas con el correo mientras dices: «Papá, estoy muy atareada. ¿Podrías ayudarme? ¿Quieres abrir el correo de hoy, por favor?».

Dale un cortaplumas de punta roma. Cuando empiece a abrir las cartas, dile: «Papá, mientras lees las cartas, ¿te importaría clasificarlas? Me ayudarías muchísimo si metieras las facturas en una pila y las restantes en otra. Siempre has sido mucho mejor que yo ordenando cosas».

Quizá se entretenga tanto que puedas introducir esta actividad en la rutina diaria.

(*Véase también:* Actividades; Elogios; Espacio personal; Proyectos; Realidad; «Soy normal»; Validación)

■ ■ ■ ■ ■ ■ ■
Escapadas

A causa de su tendencia a vagabundear y extraviarse, los enfermos de Alzheimer deberían llevar siempre una identificación, ya sea un brazalete de alerta médica con un número de teléfono de contacto o el que facilita la Asociación de Familiares de Enfermos de Alzheimer.

Imagina que una mañana, mientras aún está en pijama, tu madre decide salir a dar un paseo sola. Has ido al baño, pero al regresar a la sala de estar, la puerta principal está abierta. Te montas en el coche y sales zumbando, imaginando lo peor. Allí está, con ojitos de niña acariciando un perrito.

Te sientes aliviada y al mismo tiempo querrías gritarle por haberte dado un susto de muerte. El enojo es una reacción natural al miedo. ¿Quién no le ha gritado de miedo a su hijo pequeño por bajarse de la acera corriendo detrás de la pelota?

Mientras te bajas en el coche, respira hondo y acércate a ella mientras sigue acariciando al animalito. Tómate tu tiempo para tranquilizarte y luego guíala amablemente hasta el coche. Tu instinto te urge a reprenderla. No lo hagas. Dile: «Mamá, por favor, no salgas sin mí. La próxima vez que quieras ir de paseo, dímelo y saldremos juntas, ¿de acuerdo?».

Y añade: «Hace un día estupendo, ideal para salir. Comprendo perfectamente que quisieras dar un paseo. Me gustaría acompañarte la próxima vez. Te diré lo que vamos a hacer. Primero volveremos a casa y terminaremos de desayunar, y luego planificaremos lo que vamos a hacer el resto del día. Si quieres, más tarde podemos salir a dar un paseo. ¿Qué te parece?».

Ahora tienes que tomar algunas decisiones y hacer unos cuantos preparativos, pues sabes que se volverá a repetir. ¿Existe algún modo de asegurar las salidas de la casa sin que se sienta tu prisionera?

En la ciudad, puedes distribuir folletos informativos en el vecindario explicando la situación de tu madre y la posibilidad de que salga sola y se extravíe (véase «Vagabundear»). Incluye su foto y una descripción de su estado y de la mejor manera de comunicarse con ella si la encuentran. Déjalos en los comercios y pídeles que estén alerta.

Si vives en un área rural, los problemas pueden ser diferentes. Tal vez tengas que vallar el patio o el jardín. Si a pesar de las precauciones, tu madre se las ingenia para escapar, avisa inmediatamente a la policía local. Podría perderse en el bosque y sufrir hipotermia.

Buscar a mamá puede ser complicado. A causa de su confusión, podría mostrarse muy creativa en su vagabundeo, no necesariamente lógico. Puede haber decidido regresar a «casa», pero no la tuya, sino la de su infancia cuando la vida era fácil y segura. Aun en el caso de que sea consciente de que ha «perdido», en lo que a ella concierne, su propósito y destino son definitivos.

Ponle un brazalete de identificación. Es recomendable incluir el término «Alzheimer», aunque muchas personas asocian mejor esta condición a «trastornos relacionados con la demencia».

Acude al departamento de policía y al servicio de urgencias de los hospitales de tu área de residencia, y entrégales un pequeño dossier informativo que incluya una foto de tu madre y la descripción de su estado.

E

Tu tío Pedro inmigró a este país antes de que tú nacieras. Vivió experiencias horribles durante la guerra y a duras penas consiguió escapar con vida. A causa de aquellos sucesos desarrolló una cierta ansiedad cuando está cerca de alguien vestido de uniforme.

Actualmente suele vivir en una realidad alterada, de manera que con frecuencia se escapa y se extravía. Informa a la policía y a los servicios asistenciales del estado de tu tío y de sus fobias. Deben saber que, si se trata de policías, sus uniformes pueden evocarle recuerdos de los métodos de ocultación y escapada de su juventud. En tal caso, agradecerán tu información y es probable que vistan de civil si tienen que ayudarlo.

(*Véase también:* Conversaciones; Identificación; Volver a casa)

Esconder cosas

Esconder cosas es muy común en los enfermos de Alzheimer. Acostúmbrate a rebuscar en los cajones por si hubiera ocultado objetos y alimentos que pudieran echarse a perder y no sólo oler mal, sino también suponer un riesgo para la salud. Las papeleras, los bolsillos y los zapatos también son escondrijos favoritos, sobre todo para gafas, dentaduras postizas y dispositivos auditivos.

Imagina que un día, mientras estás limpiando la habitación de tu hermana, encuentras dos pastillas de jabón debajo de la cama. Varios días después, descubres otras dos en el cajón de la cómoda. «Ahora lo entiendo», piensas. «Por eso se termina el jabón tan deprisa en el cuarto de baño!» Le explicas que el jabón se supone que debe estar en el baño. Ella asiente con impaciencia porque sabe que llevas razón, aunque probablemente lo habrá olvidado a los diez minutos.

Las cosas no cambian. Incluso guarda diminutas esquirlas o desconches de las pastillas. Se sigue terminando el jabón de un día para otro y te vuelves loca buscando por toda la casa. En este caso podrías adoptar otro enfoque. Compra un cesto, etiquétalo «Jabón», colócalo sobre su cómoda y mete en él todos los pedacitos que encuentres ocultos en distintos lugares. A las pocas semanas sugiérele que guarde el cesto de jabón en el cuarto de baño. Compra jabón líquido para el baño. No sabe cómo se usa y no lo tocará.

Si esto no da resultado o si su manía de guardar cosas incluye diferentes objetos, instala cierres infantiles en todos los armarios y cajones para guardar todo cuanto no quieres que tu hermana se lleve. Continúa rastreando su dormitorio con frecuencia. En cualquier caso, podrías dejarle algunas cosas para que se sienta poseedora de un «tesoro escondido».

(*Véase también*: Seguridad en el hogar; Señales)

Escuchar

A tu abuela le encanta que la escuches con atención. Sus palabras tienen poco sentido para ti, pero observando su lenguaje corporal y sus claves verbales puedes adivinar su intención. Por ejemplo, si dice: «Es tan estrafalario. En realidad apesta. Los pasteles están cantando», podrías responder: «Da la impresión de que lo hayas meditado mucho».

Quizá le brillen los ojos y replique: «Es sospechoso, pero fiel. ¿Cuánto se tarda?».

¡Pero de qué está hablando! No tienes ni idea, pero siempre puedes darle una respuesta neutra: «Es muy interesante» para dejar que la bola siga rodando. Luego podrías recordar un programa de televisión que miró con interés anoche. Vale la pena intentarlo: «Creo que los he oído hablar del programa de ayer por la noche. Decían que había sido estupendo». Quién sabe, tal vez se muestre de acuerdo (o tal vez no).

Con este tipo de comentarios puedes intervenir en una larga «conversación» con una abuelita feliz. En cualquier caso, las respuestas neutras podrían ayudarte a adivinar de lo que está hablando.

Tu amiga Gertrudis aún es capaz de expresarse razonablemente, aunque ha perdido mucho vocabulario y sustituye palabras. Si consigues desentrañar lo que dice, puedes usar una «escucha activa» para ayudarla sin que parezca que la estás corrigiendo. Por ejemplo, si dice: «La «retranca» es preciosa. Había un pozo lleno», podrías responder: «Sí, estoy de acuerdo contigo, Gertru. Es uno de los grandes almacenes más bonitos en los que he estado desde hacía mucho tiempo. Había tanto que ver. Creo que te gustó el suéter marrón. Podríamos volver y comprarlo».

Y si se siente frustrada y farfulla frases a medias, puedes ayudarla a terminarlas como si fuera algo de lo más normal. Por ejemplo, si dice: «Quiero ir en... eso con ruedas», dile con una sonrisa: «¿En coche? Es curioso que lo hayas dicho, porque estaba a punto de proponerte un paseo en coche esta tarde. Las grandes mentes piensan juntas, ¿verdad?».

(*Véase también:* Comprensión; Comunicación; Discusiones; «Soy normal»; Sustitución de palabras; Validación)

Espacio personal

Cuando acondicionas un área de la casa para el uso exclusivo de tu padre con Alzheimer, le estás dando a entender que sus necesidades son tan importantes como las tuyas. Su espacio personal le proporcionará un sentido de finalidad. Decóralo con objetos relacionados con sus actividades favoritas. Siempre que se muestre inquieto o agitado, acompáñalo a su espacio personal y sugiérele una actividad.

Tu padre se sentirá muy orgulloso de su «apartamento» y pasará horas limpiándolo y ordenando las cosas. Fue muy duro para él tener que abandonar su casa y vivir en la tuya. Ni que decir tiene que has hecho todo lo posible para que se sienta como en su propia casa, y su habitación está llena de objetos personales, pero tampoco deseas que pase los días encerrado en ella; cuelga fotografías familiares en las paredes de la sala de estar.

Otra posible solución para que se sienta más a gusto en tu casa es destinarle un espacio diurno propio. Podría tratarse de una habitación o de un rincón en la cocina o el dormitorio. El tamaño es lo de menos. Lo importante es la sensación de control de su propio dominio.

ESTUDIO De niña, tu abuela quería ser una gran artista. Asistía a clases de pintura al óleo y técnicas de acuarela, y tenía un miniestudio en un rincón del garaje. Aunque sus sueños no se hicieron realidad, su nostalgia artística no ha disminuido.

Tu abuelita vive contigo desde hace algún tiempo. La llevas a galerías de arte y le sugieres confeccionar *collages* y otros proyectos de manualidades. Sin embargo, su demencia está empeorando y con frecuencia se muestra nerviosa e inquieta. La ayudaría crear algo. Proponle proyectos que pueda hacer por sí sola, sin tu ayuda. Las palabras de ánimo no bastan.

Acondiciona un pequeño «estudio» para ella (si es grande puede intimidarla) con un caballete, unas cuantas telas, colores y pinceles. Aunque no sea capaz de crear sin tu ayuda, estar rodeada de objetos de bellas artes le recordará momentos felices. Se entretendrá ordenando y reordenando.

También puedes ampliar la capacidad artística de tu abuela sugiriéndole investigar sobre artistas famosos y coleccionar catálogos de arte o álbumes con programas de exposiciones en galerías de arte. Cuando esté muy inquieta y necesite diversión, acompáñala a su estudio. Ten siempre en alta estima sus creaciones.

Anímala a hablar de su trabajo y escúchala con atención. Independientemente de lo que esté haciendo, apóyala con comentarios positivos acerca de la elección del color, forma o composición, pero evita demostrar una exagerada efusividad a menos que la obra lo merezca. Es posible que se dé cuenta si intentas engañarla. Hazle preguntas que sabes que puede responder, algo neutro como por ejemplo: «Veo que estás usando mucho azul en tus cuadros. Es tu color preferido, ¿no es así?».

Y por encima de todo, no presumas de saber lo que ha pintado. No digas «¿Qué se supone que es? ¿Una casa?» a menos que estés completamente seguro de que realmente es una casa. Si había sido una buena artista pero ahora ha olvidado sus técnicas creativas, podrías herir sus sentimientos si cree que eres incapaz de reconocer lo que ha pintado.

OFICINA Tu tío José dirigía su propia empresa y se jubiló hace tiempo, pero últimamente se ha mostrado muy confuso, creyendo que sigue trabajando. Has intentado convencerlo de que debería considerarse afortunado de haberse jubilado y de poder disfrutar de un merecido descanso y una infinidad de diversiones. Se siente inútil y está disgustado, insistiendo con frecuencia en que debe volver a la oficina. Cuando le recuerdas que la vendió hace ya algunos años, no consigues sino empeorar su estado de ánimo.

Imagina que un día encuentras unos cuantos documentos de su trabajo. Te resulta difícil adivinar cuáles son «verdaderos» papeles de trabajo y cuáles no, pero finalmente logras clasificarlos. Haz fotocopias del papeleo y crea su nueva «oficina» en un rincón de la cocina o dormitorio donde pueda guardar sus carpetas, facturas y blocs de notas.

Con su propia oficina en casa, pasará horas ordenando documentos y tomando notas en su agenda. Al término de su «jornada laboral», tanto si dura media hora como tres horas, dedícale tiempo y escucha sus planes de negocio y sus análisis de rentabilidad. Cuando te lo haya contado se sentirá muy satisfecho de sí mismo.

En su día, tu madre era una ocupada y exitosa proveedora de una prestigiosa cadena de confección para mujer, de manera que estos momentos son difíciles para ella. A menudo está de mal humor y se muestra nerviosa al caer la tarde, que era la hora en la que solía cerrar la contabilidad al término de la jornada de trabajo.

Necesita volver al «trabajo». Acondiciona un escritorio en un rincón de la casa, súrtelo de material de oficina (formularios de pedido y entrega, bandejas de entrada y salida, lápices, clips sujetapapeles, rotuladores, marcadores fosforescentes, etc.), suscríbela a revistas de moda, inclúyela en listas de compra por catálogo y reúne retales de tela.

Cuando empiece a «ir al trabajo» cada tarde con gran determinación, procura respetar su espacio. Por ejemplo, cuando quieras llamar su atención, di: «Perdona, mamá. Siento interrumpirte, pero estoy preparando café. ¿Quieres una taza?». A la hora de cenar, deja que comparta contigo los pormenores del día. Pregúntale: «¿Qué tal el día? ¿Has podido servir aquellos pedidos?».

Llévala de tiendas. Tal vez te asombren sus conocimientos y claridad con los que examina los estilos, confección y detalles de las prendas. Puede haber olvidado otras muchas cosas, pero en el transcurso de estas salidas muestra una considerable lucidez. Son ocasiones extraordinarias para disfrutar en compañía. Podrías llevar un diario de tus experiencias.

TALLER Cuando eras pequeño, tu padre siempre estaba trasteando con un proyecto u otro en su taller, un verdadero sanctasanctórum. Tenía toda clase de herramientas, aunque ahora eres consciente de su incapacidad para manipularlas con seguridad.

Recientemente se ha mostrado muy agitado y ha desarrollado un comportamiento de «paseos nerviosos», de manera que has instalado un «taller» para él en el garaje. Pide en la ferretería algunos catálogos antiguos y busca tuercas, tornillos, alcayatas, tacos y otros materiales en el rastro.

La próxima vez que empiece con sus paseos, llévalo a su espacio personal: «¿Has encontrado la herramienta que andabas buscando? ¿Qué era? ¿Un nivel?».

Es posible que desaparezca en su «taller» para regresar a los pocos minutos cargado de catálogos de carpintería y una respuesta a tu pregunta: «Pues no, ya tengo un nivel. Pero he encontrado un catálogo que me gustaría que vieras. Ven, te lo mostraré».

Siéntate con él y mira el catálogo mientras te describe las herramientas una por una. Éste es el padre que recuerdas, competente e imaginativo, con escasa demencia evidente.

(*Véase también:* Actividades; Cocina; Ejercicio; Entretenimiento; Jardinería; Salidas)

■ ■ ■ ■ ■ ■ ■
Estrés

Ya eres, o pronto serás, un experto en estrés. Para el cuidador de un enfermo de Alzheimer el estrés es inevitable, aunque hay cosas que pueden aliviarlo y minimizar sus efectos.

Cuidar de tu padre requiere un extraordinario gasto de energía, de manera que es fundamental que encuentres formas de recuperarla. Asimismo, al depender de ti, a menudo refleja tus estados de ánimo y tu tensión. Procura mantener un equilibrio entre tus necesidades y las de él.

Reserva algún tiempo para ir al masajista o disfrutar de una noche con los amigos, y no olvides tus hobbies y aficiones. Cuando planifiques actividades para hacer con papá, elige las que también te gusten a ti. Podrías animarlo a participar en la realización de una escultura de estilo libre o cuidar los parterres del jardín. Escuchar música suave o leer un buen libro en voz alta puede ser muy beneficioso para ambos. Si tienes un perro o un gato, sal con él a pasearlo o sugiérele que lo acaricie. Mimar a una criaturita cálida y peluda puede ser muy relajante.

Las clases de yoga también son ideales para aliviar el estrés. Asimismo, no desaproveches la ocasión de hablar con otras personas en tu misma situación. Te tranquilizará compartir y liberar tus sentimientos. Asiste a las reuniones del grupo de apoyo o visita al psicólogo.

(*Véase también:* Animales de compañía; Centros de día; Compartir los cuidados; Descanso; Grupos de apoyo; Psicólogo)

▪ ▪ ▪ ▪ ▪ ▪ ▪
Expresiones malsonantes

No es infrecuente para alguien con demencia mostrar un comportamiento que quedó olvidado después de la infancia, como por ejemplo el uso de palabras soeces y expresiones malsonantes. Cuando te enfrentes a un alud de desagradables expresiones, procura mantener la calma. Recuerda que es la enfermedad la que lo hace hablar así y que tu padre no es capaz de controlar sus actos.

Papá ha estado toda la tarde sumido en su mundo. Has intentado entretenerlo, pero se ha pasado largas horas pasillo arriba y pasillo abajo, murmurando todo el rato. De repente, estalla en palabrotas y expresiones malsonantes que nunca antes había dicho. Soltaba algún que otro «¡joder!» o «¡hijo de puta!» cuando algo no marchaba como había previsto, pero siempre pedía perdón. Una vez incluso te lavó la boca con jabón cuando estabas experimentando con tu propio lenguaje «creativo» a los diez años. Ahora explota con un inagotable repertorio de palabrotas. Estás asombrado. Tu primera intención es interrumpirlo con firmeza: «¡Papá! Pero ¿qué estás diciendo? No tolero ese lenguaje en mi casa. ¡Cállate!». Pero sin duda es preferible respirar hondo y no reaccionar. Relájate e intenta compartir un par de palabras:

«Desde luego, "hijo de puta" suena bien. Es divertida esa expresión, ¿verdad?».

También puedes probar con el humor. Pregúntale seriamente: «¿Te refieres a una gran "cagada" o tal vez a un "pedo"?».

Si utilizas sus palabrotas es una conversación normal, puede ser que se dé cuenta de que no son nada especial y pierda interés. También puedes optar por ignorarlo completamente. La cuestión sólo se puede abordar sobre la base de «probar y fallar». Si ocurre en público, dile: «Papá, este señor no conoce esta palabra. Piensa en otra». Luego dirígete al desconocido y explícale lo que ocurre. Dile: «Es una etapa del Alzheimer. No se lo tenga en cuenta».

(*Véase también:* Comunicación; Humor; Reír)

F

■■■■■■■
Familia

Cuidar de un enfermo de Alzheimer debería ser un proyecto familiar, aunque por desgracia la carga casi siempre recae sobre un solo miembro de la familia. Si es tu caso, pide a tus hermanos o parientes más próximos que te ayuden. Si tienes la suerte de que vivan cerca, podrías confeccionar un programa y compartir las responsabilidades, visitas y paseos. En realidad, es imposible que tu familia pueda comprender tu situación a menos que comparta tus experiencias.

Si viven fuera de la ciudad y tu padre no puede viajar, invítalos a tu casa con regularidad para que puedan cuidar de él, y cuando estén ahí, aprovecha la ocasión para tomarte un descanso y salir con tus amigos, cenar fuera, ir al cine, etcétera, o hacer cualquier otra cosa que te sea imposible realizar a solas con papá. Si permaneces en casa mientras se ocupan de él, acabarás implicándote y no descargarás la tensión acumulada.

Bastarán unos pocos días para que tus hermanos se hagan una idea de cómo se desarrolla la vida diaria en tu casa. Les resultará difícil acostumbrarse, pero por otro lado tendrán la oportunidad de estrechar sus vínculos afectivos con papá. No se trata de demostrarles nada, sino de que entiendan que necesitas y mereces su ayuda, apoyo y comprensión. Cuidar de tu padre es una responsabilidad familiar que todos deberían compartir contigo.

Imagina que has organizado una gran reunión familiar, la primera desde que empezara a perder facultades. Tu familia acude desde otras ciudades y no lo han visto desde hace bastante tiempo. Antes de su llegada, los has llamado a todos para explicarles brevemente cuál es el estado actual de papá, haciendo un especial hincapié en cómo hay que comunicarse con él. Por ejemplo, les has dicho que eviten frases tales como «¿Te acuerdas?», disuadiéndolos de usar un lenguaje infantil y de hablar de él cuando esté cerca y pueda oírlos.

Pues bien, ¿qué sucede? Al llegar, tu padre se muestra amable y lúcido, por lo menos en ciertos momentos. Es como si instintivamente supiera que debe estar tranquilo para controlar mejor la situación. Incluso responde a la temida pregunta «¿Te acuerdas?» que alguien ha formulado inadvertidamente con un firme «¡Seguro que valía la pena!».

A estas alturas sospechas que tus hermanos están probablemente convencidos de que has exagerado sobremanera el estado de papá. Intentas decirle a tu hermana mayor que su comportamiento de hoy es inusual, pero no consigues borrar el escepticismo en su expresión.

Después de todo, se lo está pasando muy bien, y debido a su conducta «intachable», la familia continúa ignorando las duras experiencias a las que debes enfrentarte a diario. Aun así, aprovecha la situación. Mientras todos se muestran tan optimistas respecto a papá, pídeles que lo cuiden para descansar un poco, e insiste hasta que acuerdes fechas concretas con cada uno de tus hermanos para que pueda visitarlos.

(*Véase también:* Ambientes multitudinarios; Comunicación; Descanso, Visitas)

■ ■ ■ ■ ■ ■ ■
Fijaciones

No hay modo alguno de saber por qué un enfermo de Alzheimer empieza de repente a tener fijaciones acerca de algo. Cuando esto ocurra, síguele la corriente. Es probable que no puedas cambiar la situación. Prueba con algo que hubiera dado resultado en el pasado. Por ejemplo, imagina que súbitamente tu esposa se niega a comer cuando hay más de un alimento en el plato o separa las verduras en montoncitos. Y claro, cuando empieza a comer, se ha enfriado. Transcurridas algunas semanas observando este comportamiento, podrías adaptar tu estilo de cocina y servirle los alimentos uno a uno.

Imagina que has salido de paseo con ella y la llevas del brazo cuando adviertes que no está mirando en la dirección de la marcha, sino que toquetea los botones de su blusa. Desvías su atención durante un par de minutos, pero enseguida vuelve a las andadas. Por fin consigue desabrocharse unos cuantos. Este nuevo comportamiento se produce siempre que lleva una blusa con botones. La solución más fácil es cambiar las blusas por camisetas o suéters, o bien por blusas de abotonado posterior.

O imagina que tu marido se empeña en descubrir manchitas en todas partes, reales o imaginarias: en el asiento del coche, en la chaqueta de tu amigo, en el cristal de la ventana y en su plato. Simula recogerlas laboriosamente y guardarlas en la mano. Si logras convencerlo de que puede soltarlas, tal vez se disguste e insista en su determinación. Pero si le ofreces un recipiente con una etiqueta que diga «Manchitas», es posible que al final las deposite.

(*Véase también:* Comportamiento obsesivo; Entretenimiento; Señales)

123

Futuro

Hacer planes es sinónimo de «futuro». Todos necesitamos sentir que tenemos algún futuro, aunque en realidad no tengamos la menor idea de lo que nos deparará. «Planificar» lo que te gustaría hacer puede ser una experiencia emocionante. Piensa en las veces que has fantaseado con ganar el primer premio en la lotería.

Tu padre se ha pasado media vida haciendo planes. Cuando eras un niño, las vacaciones de verano ya estaban organizadas mucho antes de que florecieran los almendros. Ahora le encanta discutir lo que hará al día siguiente, ya sea real o imaginario, pues la verdad es que por la mañana puede haberlo olvidado casi todo. Aun así, si recuerda algo que no se ajusta a tus planes, persuádelo con una alternativa muy interesante; por ejemplo, dile algo así como: «Tengo una sorpresa para ti. El otro día querías ir a la biblioteca (o a los grandes almacenes), pero estaba cerrado. Podemos ir hoy. ¿Qué te parece? Qué bien, ¿verdad?».

Papá guarda maravillosos recuerdos de los picnics familiares cuando era pequeño. Durante tu infancia has oído todas aquellas historias, aunque ahora ya no puede contarlas. Cuando quieras que se sienta realmente especial, sugiérele un picnic como en los viejos tiempos: «¿Sabes? El domingo hará un día estupendo. Por lo menos eso es lo que han dicho en la tele. ¿Qué te parecería un picnic en el parque? Podríamos preparar unos sándwiches y comprar algunos refrescos como solía hacer tu madre».

Puedes dedicar toda una tarde a planificar el picnic, real o no, hasta el más mínimo detalle. Coméntalo durante la cena; es un momento ideal para «soñar despiertos». Y quién sabe, tal vez de repente recuerde alguna de aquellas hermosas historias de su niñez.

«¿Sabes, papá? He pensado que podríamos ir a aquella cafetería que tanto te gusta. Podemos leer y comer algo. Preparan unos sándwiches de pavo muy apetitosos con aguacate y brotes de soja. Luego, ¿por qué no un helado? ¿Qué sabor preferirías? ¿Kiwi con nueces o helado de Guinness con brotes de cerveza? Ja, ja, ja...»

En realidad poco importa lo que sugieras o planifiques. Sus respuestas te guiarán. La cuestión es que no le estás prometiendo nada, sino simplemente dibujas posibilidades para el futuro.

F

(*Véase también:* Empatía; Realidad; Validación)

G

Grupos de apoyo

A medida que vas asumiendo los retos diarios con tu madre, podrías empezar a poner en duda tu capacidad como cuidador. Es aconsejable, en tal caso, que busques apoyo externo. Ante todo, pide a tus familiares que te ayuden. Cuidar de un enfermo de Alzheimer es una tarea que debe compartir toda la familia. Acude también a los grupos de apoyo de la Asociación de Familiares de Enfermos de Alzheimer e infórmate acerca de los centros de día y programas de cuidados compartidos disponibles. Considera asimismo la posibilidad de contratar a un compañero para mamá que pase unas cuantas horas con ella y puedas aligerar en lo posible la carga que recae sobre tus espaldas. Visita al psicólogo para tener la oportunidad de expresar tus sentimientos y seguir sus consejos.

Imagina que asistes con regularidad a los encuentros del grupo de apoyo de la asociación y la mayoría de las veces constituye un verdadero salvavidas para ti. Puedes hablar abiertamente de algunos de tus sentimientos más desagradables, tales como culpabilidad, resentimiento y el miedo que te invade con frecuencia. Es reconfortante poder compartir tus ansiedades e incertidumbres con los demás miembros del grupo.

Sin embargo, últimamente las sesiones se han convertido en un mar de quejas. Sales más frustrado de como habías entrado, con más sentimientos negativos que positivos. Es importante comprender que un grupo de apoyo pierde su eficacia si se transforma en un foro que sólo se utiliza para lamentarse. ¿Qué podrías hacer para cambiar el rumbo?

En primer lugar, plantea la cuestión en la siguiente reunión. Tal vez sea difícil, pero es probable que muchos otros en el grupo compartan tu punto de vista. Si se muestran receptivos, explora con ellos cómo se podría mantener un equilibrio entre expresar los sentimientos y los miedos, y ayudarse mutuamente para buscar soluciones positivas a sus dificultades específicas. Podrías compartir este libro con los demás.

Si encuentras resistencia en el grupo, deberás decidir si te conviene o no. Habrá otros. Infórmate en la asociación. A menudo hay diferentes grupos en una misma área. También podrías organizar un nuevo grupo con personas que conoces en el centro asistencial.

(*Véase también:* Compartir los cuidados; Descanso)

G

H

■■■■■■■
Honradez

A la mayoría de nosotros nos han inculcado desde la más tierna infancia que hay que decir siempre la verdad. Sin embargo, como cuidador, a menudo te enfrentarás a situaciones de realidad alterada típicos del Alzheimer. Cuando el enfermo realiza una regresión al pasado y pierde el contacto con el presente, comprobarás que es mucho más satisfactorio «viajar» con él al pasado. Esto suele suponer disponer de un resorte que se dispare cuando oyes algo que huele a mentira, pero que es en efecto la verdad del enfermo, pues se basa en su propia realidad.

Tu padre sigue siendo consciente de muchos sucesos en su vida y habitualmente puedes comentarlos con él cuando se producen. Mamá falleció hace algunos años y papá lo recuerda casi a todas horas. Pero otras veces salta a una realidad muy lejana mientras espera ansiosamente que vuelva a casa.

La mayor parte del tiempo deberías ser capaz de ayudarlo a recordar que su esposa murió, pero cuando se lo explicas se enoja muchísimo y te acusa de mentirle.

En estos casos cuando es incapaz de escuchar la verdad, quizá tengas que recurrir a decirle una pequeña mentira a pesar de que tu familia te ha educado en la honradez. Al principio tal vez te sea difícil, pero verás que hay veces en que es la respuesta más amable y cariñosa que puedes darle. Sin embargo, para convencerlo, la «mentira piadosa» debe ser realista y estar basada en una verdad de algún tipo. Por ejemplo, podrías decir: «Mamá ha llamado; llegará tarde.

Quiere que cenemos. Ella lo hará después. No ha dicho a qué hora estará de vuelta».

Si tu madre era una intelectual, utiliza una respuesta que se ajuste a lo que eran sus intereses reales. Algo así como: «Ha ido a la biblioteca; está haciendo una investigación. Siempre ha sido tan seria con su trabajo, ¿verdad? ¿Qué te parecería que mañana fuéramos a la biblioteca? O si lo prefieres, a la ferretería».

De este modo desviarás sutilmente la conversación de su preocupación por tu madre y la canalizarás hacia algo relacionado con ambos.

H

Imagina que han diagnosticado Alzheimer a tu esposa. Te preguntas si deberías decírselo. Una difícil decisión. Si ya ha olvidado las pruebas y la visita al especialista, tal vez sea aconsejable dejar las cosas tal como están. Al fin y al cabo, nada va a cambiar drásticamente en un futuro inmediato. Relájate e intenta seguir adelante como si nada hubiera pasado.

Si aún está en las etapas iniciales de la enfermedad e insiste en saber qué le ocurre, deberás dejarte llevar por tu instinto a la hora de decidir qué debes y qué no debes contarle. Ten presente que escuchar «Alzheimer» puede ser devastador para ella. Por otra parte, puede ayudarle a comprender lo que le ha estado sucediendo en los últimos meses. La ciencia todavía no es capaz de distinguir entre diferentes tipos de demencia y la enfermedad de Alzheimer. Háblalo con ella, pero reconfórtala diciéndole que estarás siempre a su lado para ayudarla y apoyarla en todo.

Podría ser algo así: «Cariño, cuando hemos ido a visitar al doctor esta mañana, dijo que tienes demencia y que puede ser Alzheimer. Esto significa que olvidas cosas y a veces te sientes desconcertada», y continuar con «Soy feliz de vivir aquí contigo para poder ayudarte a recordar. Siempre estaré a tu lado, no lo olvides». Luego desvía la conversación hacia un otro tema más positivo que no guarde relación con el anterior.

(*Véase también:* Actitud; Culpabilidad; Empatía; Mentirillas; Realidad; Validación)

■■■■■■■

Hospital

Las estancias en el hospital e incluso las visitas breves al servicio de urgencias son extremadamente traumáticas para un enfermo de Alzheimer. Demasiado a menudo el personal del centro no está equipado adecuadamente o no tiene tiempo para tratar como se merece a una persona con demencia. Estate preparado para pasar mucho tiempo junto a su cama e interésate en su cuidado.

INGRESO Imagina que tu madre tiene que estar ingresada en el hospital. Asegúrate de que el término «Alzheimer» esté escrito claramente visible al pie o la cabecera de la cama. Anoche tenías mucho sueño y finalmente decidiste regresar a casa para descansar un poco. Pero al llegar esta mañana la has encontrado con los ojos muy abiertos, llorando y forcejeando con las correas que le sujetaban las muñecas y los tobillos. Te angustias y te apresuras hasta el puesto de enfermería.

¿Qué ha ocurrido para que adoptaran una medida tan drástica? La enfermera jefe, con una voz suave y condescendiente, te explica que «Tu madre no colaboraba esta mañana. No ha querido desayunar y gritaba y pegaba a la enfermera que vino a bañarla. Por rutina atamos y sedamos a nuestros pacientes de Alzheimer por su propia seguridad. Todo estará bien, no te preocupes. En cualquier caso, no comprende nada».

Llegados a este punto, estás iracunda, a punto de estallar. Ahí está tu madre atada como un pavo el día de Navidad. Sabes que, a pesar de su demencia, es una mujer razonable. ¿Alguien ha intentado comunicarse con ella? Bulles de indignación mientras respondes a la altanera enfermera. Respira hondo, no una vez sino dos, y di: «Me ocuparé de que haya alguien con ella todo el día. Entretanto podrán bañarla y realizar otras cosas que puedan causar problemas. Y lo haremos sin correas ni sedantes, ¿entendido?».

Intenta dar un cursillo acelerado al personal hospitalario acerca de cómo comunicarse con tu madre y cómo recuperar su confianza. Este libro puede ayudarte. Prohíbe hablarle con un lenguaje infantil, y si tiene que someterse a un procedimiento médico, pide al técnico que se lo explique paso por paso, en un tono de voz normal y repitiendo los detalles tantas veces como sea necesario. Si se resiste a bañarse en un entorno tan desacostumbrado, pide al personal que te dejen ayudarlos hasta que se sienta más confiada con ellos.

Cuelga en la pared unas cuantas fotografías de la familia para que pueda verlas desde la cama. Si no hay radio, música o televisión, llévale un casete o discman y la música que le gusta. Si no sigue una dieta restringida, puedes traerle alimentos de casa que complementen el menú del hospital. Vas a estar muchísimo tiempo a su lado durante los próximos días; provéete de una buena colección de libros, revistas, puzzles y canciones. Debe divertirse y entretenerse lo más posible independientemente de la gravedad de su estado.

La risa cura. Canta con ella y «baila» con las manos y los brazos al son de Mozart, Duke Ellington o Aretha Franklin. Es posible que a los ojos de cualquiera que esté en la habitación parezcas algo chiflada, lo cual, de por sí, puede ser un buen motivo para reír. «Deben pensar que estamos locas, ¿no? Pues no saben la diversión que se pierden, ¿no crees? Podríamos invitarlos a unirse a nuestra fiesta.»

132

Cualquiera que sea la enfermedad de tu madre, quieres que vuelva a casa lo antes posible. Supongamos que se ha fracturado la cadera. Después de la cirugía y unos pocos días de observación en el hospital, debería estar en condición de acudir a un centro de rehabilitación para seguir una terapia física durante varias semanas. Dile al médico que deseas llevártela cuanto antes, y una vez en casa, infórmate de si la Seguridad Social se hará cargo de los gastos de rehabilitación.

Muchos hospitales disponen de asistentes sociales y terapeutas que pueden aconsejarte cómo debes proceder una vez en casa para atender sus necesidades especiales.

CONSULTAS EXTERNAS Tu abuelo tiene que ir a Consultas Externas del hospital. Para que no se angustie sin necesidad, espera a estar a medio camino antes de explicarle lo que va a ocurrir. Recuerda que leerá entre líneas en tu actitud y tus palabras. Mantén la calma y el buen humor, sé claro y sincero, y luego dile que estarás a su lado.

En los hospitales suelen tener por costumbre que los pacientes lleguen un par de horas antes de la cita. Eres consciente de que a tu abuelo le exasperará esperar tanto tiempo. Llama al supervisor y cuéntale que sufre Alzheimer y que necesitas saber cuál es el máximo límite horario de llegada al centro. Asegúrate asimismo de que el rótulo «Alzheimer» está escrito en letras grandes en la cubierta de su expediente. Curiosamente, es frecuente que el personal de los hospitales no esté preparado para interactuar con enfermos de demencia y Alzheimer.

Estate con él durante todos los preparativos, explicándole lo que le van a hacer, quizá incorrectamente, pero por lo menos sí convincente. Si van a administrarle anestesia local, estate a su lado para tranquilizarlo. Explícale todo lo está ocurriendo y recuérdale por qué está allí: «Abuelito, hemos venido al hospital para que te operen de cataratas del ojo derecho. Luego podrás ver mucho mejor, ¿no es estupendo? Ahora la enfermera te pondrá un colirio, ¿de acuerdo? Estate tranquilo; seguiré a tu lado».

Si la anestesia va a ser general, probablemente deberás dejarlo en manos del personal una vez sedado. No obstante, antes de marcharte, deja un libro de canciones en la mesita de noche y dile al personal: «Si mi abuelo se pone nervioso, les sugiero que canten "Había una vez un barquito chiquitito". Es su favorita».

Es posible que te miren asombrados, pero mantente firme en tu petición. Llama su atención y recuérdales que tiene demencia, y que por lo tanto deberían avisarte de inmediato cuando empiece a recuperar la consciencia.

(*Véase también:* Actitud; Cantar; Comprensión; Comunicación; Conversaciones; Empatía; Humor; Lenguaje infantil; Música; Reír; Salud)

■ ■ ■ ■ ■ ■
Humor

El humor puede ayudar al enfermo y también a ti a superar muchos de los malos momentos que acontecen a diario. Por ejemplo, tu amigo Francisco siempre ha tenido un buen sentido del humor, aunque ahora tiene algunas dificultades de habla. Sus chistes y sus bromas son más difíciles de comprender, pero procura siempre reaccionar tal como desearías que reaccionaran los demás si los contaras tú. De vez en cuando pierde la sutileza de algunos chistes; sé más claro y básico al contarlos. Cuando compartes con él una sonora carcajada, estás estrechando los lazos afectivos y alivias situaciones de tensión. Recuerda que debes respetar a toda costa su dignidad, asegurándote de reírte con él, no de él.

Recurre a las exageraciones, comentarios tontos, autorridiculización o cuéntale historias cómicas que te hayan sucedido, reales o imaginarias. También puedes hacerlo reír con alternativas absurdas, siempre con la cara muy seria, como por ejemplo, en la heladería: «¿Qué sabor prefieres? ¿Chocolate o salami?».

Puedes hacer lo mismo al planificar el día. Por ejemplo: «De acuerdo, tenemos dos opciones. Ya me dirás cuál prefieres. Podemos pasar el resto del día en casa sentados en el sofá y mirando al techo o chupándonos el pulgar, o hacer una estupenda excursión a esa nueva librería que han abierto más abajo y luego tomar un cappuccino en la cafetería. Sí ya sé, es difícil decidirse. ¿Necesitas más tiempo para pensarlo?».

«¡Pareces más feliz que un elefante!... Por cierto, ¿cómo se puede saber que un elefante es feliz?»

«¡Pisemos la calle!..., aunque lo más probable es que la calle ni se entere del pisotón, pero nos duela el pie. Así pues, ¿vamos en coche?»

«Estoy pensando, estoy pensando. ¿Oyes los engranajes en mi cabeza? ¡Vaya ruido! ¡Ah, no!, creo que ese ruido es del cortacésped del vecino.»

«Bueno, pues aquí estamos, sentaditos en el coche y con el cinturón abrochado... Sólo faltan las llaves..., no las encuentro... ¿Sabes lo útiles que son las llaves para ir en coche?»

Ofrece a Francisco un trozo de chocolate y, muy seriamente, explícale que puede mejorar su salud. «Toma, chocolate. ¿Te he contado alguna vez que multiplica las endorfinas en el organismo? Las endorfinas son importantes para nuestro sistema inmunológico y nos ayudan a estar sanos. O sea, considera el chocolate como una medicina. Se supone que las medicinas no te gustan. Así pues..., ¿a qué tampoco te gusta el chocolate?»

(*Véase también:* Actitud; Afecto; Empatía; Reír)

I

Identificación

Es una buena idea colocar un brazalete de identificación a tu esposa que acredite su condición de enferma de Alzheimer, haciendo constar asimismo cualquier tipo de alergia. Escribe su nombre, domicilio y número de teléfono. Si se extravía o se produce un incidente que requiere una rápida explicación de su situación por tu parte, cualquier desconocido sabrá a qué atenerse y cómo debe actuar.

Las identificaciones sanitarias se venden en forma de brazaletes y collares. El brazalete es la opción más segura para una persona con demencia; los collares se enganchan fácilmente con la ropa, y se caen al menor tirón.

Pide un brazalete de alerta médica en la farmacia y te mostrarán la amplia gama de modelos que se comercializan actualmente en el mercado. Las asociaciones de enfermos de Alzheimer suelen tener un programa que combina los brazaletes de identificación con una línea de urgencias en caso de extravío del enfermo.

(*Véase también*: Agresividad; Conversaciones; Escapadas)

Incontinencia

Desde que de pequeños nos enseñaron a usar el orinal y luego el inodoro, nos hemos acostumbrado a considerar las acciones de orinar y defecar como algo embarazoso y desagradable, a pesar de son funciones tan naturales para el organismo como respirar. Hemos pasado la vida procurando no ensuciarnos, utilizando siempre papel higiénico. Pues bien, tu madre sigue teniendo la misma necesidad de sentirse limpia, aunque a veces no lo recuerda hasta que es demasiado tarde. Es importante para ella continuar usando el inodoro sola siempre que sea posible, aun a pesar de que se disguste cuando se produce un «accidente». Su pérdida de la memoria a corto plazo puede ser la causa más común, pues es incapaz de recordar cuándo fue la última vez que fue al baño. No piensa en ello hasta que su cuerpo siente la necesidad y no llega a tiempo.

Es posible que comprenda y acepte que necesita un pañal, pero sigue avergonzándose cuando se ensucia. Si decides que es necesario recurrir a ayudas para la incontinencia, llámalas «compresas» o «almohadillas absorbentes», nunca «pañales», un término que hiere la dignidad del adulto. Asimismo, y aunque a menudo sea embarazoso, debes acostumbrarte a cambiarla tan pronto como se ha ensuciado.

Establece una rutina de llevarla al baño con frecuencia en momentos específicos: después de las comidas, antes de salir de casa, antes de la siesta y al levantarse por la mañana. Tal vez tengas que acompañarla y vigilarla. Es importante que aprendas su lenguaje corporal para detectar los signos de necesidad fisiológica. Podría distraerse súbitamente o moverse nerviosamente en la silla.

Cuando te ausentes de casa, merece la pena ponerle una compresa en la entrepierna de los panties. Si los accidentes de tu madre son frecuentes, en las farmacias encontrarás una variedad de productos protectores. Los pañales especiales para adultos van sujetos en la cintura y es casi imposible que un enfermo de Alzheimer pueda quitárselos sin ayuda.

«ACCIDENTES» Imagina que tu madre acaba de tener un «accidente» y se siente incómoda. La has llevado al cuarto de baño después de comer, pero mientras está viendo una película descubres una mancha en los pantalones. Está muy nerviosa, quejándose en voz alta de que alguien le ha puesto unos pantalones sucios y se rasca frenéticamente. Lo mejor que puedes hacer es mantener la serenidad y acompañarla al baño (que por cierto, si es que no te has dado cuenta, suele estar en la otra punta de la casa).

Dile: «Mamá, necesito ir al baño. ¿Por qué no me acompañas? Nos pondremos unas braguitas limpias y nos sentiremos más cómodas. No te preocupes, la manchita se secará enseguida, y cuando lleguemos a casa te ayudaré a cambiarte otra vez».

Mientras charlas con ella durante el camino para distraerla, observarás que si conservas la calma, los demás apenas repararán en ti. Por otra parte, con el tono y la actitud, le estás dando a entender que le prestas más atención que al resto de la gente. No la apresures. Cuando estés en el lavabo, háblale con cariño mientras la limpias y la ayudas a cambiarse las braguitas.

Puede ser difícil en público, pero aun así, procura mantener una actitud normal mientras le cambias el pañal. Es más fácil hacerlo mientras está sentada en el inodoro. Con los minúsculos compartimientos de los lavabos públicos, es probable que la puerta tenga que estar abierta para caber las dos. Con un poco de suerte, el local tal vez disponga de un servicio especial para discapacitados, que asegura la intimidad. Explícale lo que estás haciendo en un tono normal de voz. La primera vez puede resultar difícil, pero recuerda que esto es algo que puede ocurrirle a cualquiera y que lo único que debe importarte es el bienestar de tu madre. Otras personas en los servicios podrían sorprenderse al oír comentarios tales como: «Espero que también haya alguien que me ayude cuando lo necesite».

LA HORA DE ACOSTARSE Aunque durante el día tu padre va solo al baño, tienes que recordárselo. Aunque aún no sea una necesidad, es aconsejable que te acostumbres a poner una almohadilla de plástico debajo del colchón. Más tarde, cuando sea esencial, añade otra sobre la sábana bajera. Usa edredones; las mantas y las sábanas pueden enredarse cuando se levanta apresuradamente para ir al baño.

Y lo más importante, no le des nada de beber por lo menos dos horas antes de acostarse. Ponle un medio pañal en lugar del pantalón corto del pijama para solucionar las pequeñas incontinencias; le será más fácil quitárselo. Cuando esté listo para acostarse es probable que tengas que recordarle una vez más que use el baño durante la noche. Si ya es tarde y se produce un «accidente», tranquilízalo: «¡Oh, vaya! Puede pasarle a cualquiera, papá». Háblale animadamente de cualquier otra cosa mientras cambias las sábanas y el pijama. Procura mostrarte positivo aunque sean las tres de la madrugada.

Es muy probable que con el tiempo tengas que sustituir los medios pañales por pañales completos. Encontrarás modelos de diferentes marcas con cinturilla elástica que se pueden subir y bajar como unos calzoncillos. Suelen llevar una cinta de doble pegado a modo de cierre, lo que hace prácticamente imposible que se los quite él solo. Si los lleva de noche, por la mañana tendrás que ayudarlo a quitárselos.

PRODUCTOS Existe una asombrosa variedad de artículos especiales para la incontinencia de venta en el mercado, desde compresas menstruales hasta pañales completos para adultos. Hay cuatro categorías básicas:

- Protección mínima: almohadillas para panty, protectores absorbentes.
- Protección media: medios pañales con sujeción elástica o bandas elásticas en la cintura.
- Protección máxima: pañales completos, con cinta de doble pegado o cinturilla elástica, más fáciles de usar para el enfermo de Alzheimer.
- Almohadillas: protección para camas, sillas o asiento del coche.

Estos productos se venden en las farmacias y los supermercados, algunas perfumerías y grandes almacenes. También se pueden comprar por catálogo o a través de Internet.

(*Véase también*: Actitud; Comunicación; Dignidad; Humor; WC)

I

Independencia

A la mayoría de nosotros nos resulta muy difícil desprendernos de nuestra independencia. La asociamos con el autorrespeto y la dignidad. Lo mismo ocurre con las personas que sufren demencia.

Imagina que tu tío había vivido en su propia casa hasta que no hubo más remedio que trasladarlo a la tuya; era incapaz de valerse por sí mismo. No se siente feliz. Ha trabajado por cuenta propia y ha controlado todos y cada uno de los aspectos de su vida. Pero ahora tiene que vivir contigo, sometido a tus reglas y rutinas. Una transición muy dura para él.

Consciente de la situación, procuras que pueda disfrutar de la máxima independencia posible. Le das a elegir constantemente y le pides su opinión. Dale a entender que cuentas con él a la hora de tomar las decisiones diarias. Puedes darle jurisdicción en su espacio personal en la casa aunque sólo se trate del dormitorio. Déjalo decidir dónde y cómo guarda y ordena sus cosas. Cuando tengas que limpiar, procura hacerlo cuando no esté presente o pídele que te ayude: «Tío Ricardo, ayer me dijiste que te gustaría ayudarme a limpiar tu cuarto. ¿Qué te parece esta tarde?».

Si se muestra de acuerdo, puedes actuar como su ayudante: «He traído la aspiradora. ¿Quieres que la ponga en marcha o prefieres hacerlo tú?».

(*Véase también:* Dignidad; Empatía; Espacio personal; Intimidad; Validación)

I

Infecciones vaginales

Las infecciones vaginales son comunes en las mujeres de edad avanzada, y si no se tratan a tiempo, pueden empeorar. Si observas que tu madre está inusualmente distraída e intenta frotarse o rascarse la entrepierna, echa un vistazo a su ropa interior, pañal o compresa por si hubiera síntomas de infección vaginal, secreciones blanquecinas o verdosas. En tal caso, llévala al médico para que la examine.

(*Véase también:* Salud)

Inquietud

Te mostrabas muy renuente ante la idea de trasladar a tu hermano a tu habitación de huéspedes, pero ahora que ya lleva viviendo contigo algún tiempo, todo marcha bien. Te ha resultado fácil de tratar y has disfrutado de su compañía mucho más de lo que habías esperado. Sin embargo, últimamente las cosas han cambiado. Se muestra irascible, disgustado y no coopera. Te agrede ahora y al minuto siguiente se sume en un profundo abatimiento. Has intentado muchas de las sugerencias de este libro, pero nada parece dar resultado. Está siendo difícil para ti. Estás confuso. Es posible que haya una buena causa para los sentimientos de tu hermano que nada tenga que ver contigo. Consulta a su médico si sospechas que el problema podría ser físico. Asimismo, repasa la lista siguiente, y si observas que la respuesta a algunas de estas preguntas es afirmativa, ésa podría ser la causa del cambio en el comportamiento de tu hermano:

> ¿Ha cambiado recientemente su estado físico? Por ejemplo, ¿sufre estreñimiento, problemas dentales o deshidratación?
> ¿Ha tenido efectos secundarios la medicación?
> ¿Ha cambiado algo recientemente en su habitación?
> ¿Le aprietan los zapatos? ¿Le molesta la ropa?
> Si lleva un pañal para adultos o has colocado una esterilla absorbente en la cama, ¿está incómodo o húmedo?
> ¿Has observado una disminución repentina en su capacidad de comprensión o habla? (Ten presente que puede ser consciente de ello y necesitar apoyo extra por tu parte.)
> ¿Ha tenido problemas de visión o audición últimamente?

(*Véase también*: Agresividad; Depresión; Entorno; Entretenimiento; Lenguaje corporal; Salud)

■ ■ ■ ■ ■ ■ ■ ■
Intimidad

Una causa de ansiedad muy habitual en los enfermos de Alzheimer es la pérdida de la autodeterminación. Respetando su espacio privado ayudarás a tu padre a mantener el sentido de control sobre su vida y su espacio. Llama siempre a la puerta antes de entrar.

Has instalado a papá en la habitación de invitados. Está rodeado de sus pertenencias personales y has puesto un rótulo en la puerta con su nombre: «Papá» o cualquier otro que prefiera. Respetas su intimidad y tratas esta habitación como de su dominio exclusivo, llamando siempre antes de entrar, aun en el caso de que dejes la puerta entreabierta para poder vigilarlo.

Pom, pom: «Perdona, papá, ¿puedo entrar? Me gustaría hacerte la cama. ¿Te parece bien que lo haga ahora?».

Pom, pom: «Buenos días, papá. ¿Puedo entrar y ayudarte a vestirte? Luego desayunaremos».

Pom, pom: «Perdona, papá, ¿podría entrar?».

«¡No!»

«Lo siento, no me he dado cuenta de que estabas ocupado. Volveré más tarde. ¿Te parece bien en diez minutos?»

«De acuerdo.»

(*Véase también:* Dignidad; Entorno;
Independencia)

J

■ ■ ■ ■ ■ ■ ■
Jardinería

La jardinería puede ser una experiencia relajante y reconfortante para una persona con demencia siempre claro está que despierte su interés. Puede tener limitaciones físicas, pero aun así poder trabajar con la tierra y arrancar malas hierbas con un taburete bajo. Si está en una silla de ruedas, puedes colocar las jardineras a su altura.

El hogar de tu infancia estaba rodeado de huertos y parterres. Mamá los cuidaba primorosamente. Ahora vive contigo. La llevas de paseo, cocinas para ella y de vez en cuando le lees un libro, pero hay largos períodos de tiempo en los que estás distraído con tus propias tareas y mamá está sola, dando vueltas por la casa.

Has intentado instalar un «despacho» para ella, pero no le interesa. No sabes qué hacer. Luego, una mañana le preguntas adónde le gustaría ir de paseo y responde: «Al vivero; es hora de plantar en primavera». ¡Pues claro! Habías olvidado su antigua pasión por la horticultura.

Empieza con una jardinera. Anímala a seleccionar semillas, abonos, guantes, tierra, una paleta y una regadera. No tardará en tener dos o tres más, que complicarán un poco caminar por la casa. En cualquier caso, merece la pena maniobrar con tal de poder ver el rostro radiante de tu madre cuando asoma el primer brote.

Con un poquito de suerte tendrás un patio o un jardín. Destina un área pequeña para que plante hortalizas o flores. Tal vez tengas que ayudarla, pero más tarde disfrutarás de los frutos de su esfuerzo con una cena a base de riquísimas verduras caseras. Asimismo, un parterre con flores embellecerá tu jardín.

(*Véase también:* Actividades; Cocina; Espacio personal; Proyectos; Salidas; Validación)

■ ■ ■ ■ ■ ■ ■
Juegos

Nunca seremos demasiado viejos para jugar. Por lo demás, todos tenemos nuestros juegos favoritos: bingo, bridge, canasta, ping-pong, etc.

La estimulación mental continúa siendo extremadamente importante para tu madre. Si le gustan los crucigramas y otros juegos de palabras, cómpraselos con regularidad en el quiosco o la librería. Encontrarás libros para diferentes habilidades; selecciona el nivel apropiado. Mamá necesita un desafío, pero no un alud de imposibles. Y cuando llegue el día en que ya no sea capaz de resolver los crucigramas y los demás juegos de palabras sean demasiado difíciles para ella, puede «ayudarte» mientras los haces tú.

JUEGOS DE CARTAS Es posible que tu marido ya no sea capaz de jugar a las cartas. Aun así puedes idear versiones simplificadas y no competitivas de los juegos que solían gustarle. Quizá el bridge. En tal caso, crea un nuevo «juego» que lo recuerde vagamente. Empieza repartiendo unas cuantas cartas y luego, primero tú y luego él, ve ordenándolas por palos. El objetivo del juego puede ser comprobar la rapidez con la que cada cual las agrupa. Tal vez aún pueda jugar a los solitarios, eso sí, con tu ayuda.

También podría ser capaz de jugar al póker. Toma cinco cartas del montón y colócalas sobre la mesa boca arriba. Luego puedes, por turnos, decidir qué cartas te guardarás y cuáles descartarás o sustituirás. Sigue así hasta disponer de una mano aceptable independientemente del tiempo que tardes.

Nada tienen de malo los juegos de competición siempre que tu esposo se divierta. Si observas que se está poniendo nervioso o se siente frustrado, sugiere otro juego, esta vez no competitivo, que requiera escasas habilidades, o simplemente descansa y haz alguna otra cosa durante un rato.

JUEGOS DE EXTERIOR Los juegos de exterior son muy diversos, desde pasarse la pelota hasta el croquet. Los balones de playa son fáciles de lanzar y suaves al atrapar. Ve a la juguetería y compra varias pelotas de diferentes tamaños, a ser posible de espuma. Muchos «juegos de césped» infantiles no parecen tan inocentones si se toman en serio, como por ejemplo, lanzar herraduras, lanzar anillas o los bolos. Por razones de seguridad compra versiones de plástico de estos juegos.

(*Véase también:* Actividades; Ejercicio; Espacio personal; Juegos de palabras; Proyectos)

■■■■■■■
Juegos de palabras

Aunque las habilidades verbales de tu padre ya no sean lo que fueron, hay cosas que aún será capaz de recordar con un poquito de ayuda de tu parte. A menudo, los viejos proverbios y los refranes permanecen en nuestra memoria más tiempo que las experiencias personales. Los juegos constituyen un buen estímulo cuando se enfocan desde una perspectiva de experiencia alegre y compartida.

Un aspecto muy importante de los juegos es la interacción social. Muchos juegos dan excelentes resultados cuando se realizan en grupo. Sugiérelos en los encuentros del grupo de cuidadores o en las reuniones familiares.

HISTORIAS Este juego se puede jugar en grupo o dos personas. Se trata de responder con rapidez, con lo primero que se te ocurra. Crearás una historia absurda que provocará la hilaridad de todos los participantes. Grábalo para poder escucharlo de nuevo.

Por ejemplo, podrías empezar con: «Érase una vez...».
Y tu madre podría responder: «Un cocodrilo».
Luego tú: «Que vivía en...».
De nuevo ella: «El puente de Brooklin».
Y tú: «Su pasatiempo preferido era..».
Mamá: «Leer».
Etcétera.

J

JUEGOS DE FANTASÍA Imagina que tus planes para la tarde han quedado en nada a causa de un repentino chaparrón. Estás disgustado, y también lo está tu abuelo. ¿Por qué no probar con un viaje de fantasía? Dile algo así como: «Mira cómo llueve, abuelito. Qué lástima, ¿verdad? Teníamos grandes planes. La visita al vivero de plantas tendrá que esperar hasta un día soleado. Pero ¿qué te parecería volar a París y cenar en Maxim's?».

Tu abuelo parece desconcertado, pero tú sigues hablando: «Podemos pasar la noche en un hotelito privado en Capri, luego volar a El Cairo, desayunar y visitar las pirámides antes de almorzar. ¿Te gustaría hacer un picnic o preferirías un safari en Kenya?».

Si aun así no responde, sigue adelante: «Creo que deberíamos subir a la cima de una pirámide y montarnos en un cohete hacia Marte. Siempre he querido ver el cielo rojo de aquel planeta. ¿Y tú? Me pregunto qué clase de comida servirán en los restaurantes marcianos...».

Llegados a este punto, tal vez haya captado la simplonería de tu fantasía y esboce una mueca. Continúa: «Tomaríamos el primer avión de la mañana y asistiríamos a la ópera en Sidney, en Australia».

Podría replicar: «No me gusta la ópera».

«De acuerdo, entonces podemos ir a Kyoto, en Japón. Siempre te ha gustado la comida japonesa. Por cierto, te fascinarán los jardines. Me han dicho que son una maravilla.»

Puedes prolongar este juego de fantasía indefinidamente. Pregúntale adónde le gustaría ir la próxima vez e infórmate acerca del lugar para poder contarle cosas en vuestro siguiente «viaje».

NOMBRAR COSAS Puedes elegir cualquier tema, desde marcas de productos y automóviles hasta provincias del país, programas de televisión, escritores, animales, países o profesiones. La posibilidades son interminables. Prepara un menú poco corriente, con combinaciones seductoras y divertidas para degustar durante el juego: pizza de fresa, pudín de hamburguesa, espárragos con jarabe de chocolate, etc.

TÓPICOS Puede ser un juego muy entretenido para dos personas. Se trata de enunciar, por turnos, tópicos del lenguaje. Veamos un ejemplo:

«¿Cómo estás?»

«Mejor que tú, gracias.»

«Pareces deprimido.»

«¿Cómo está tu mujer?»

«¡Cómo crecen los hijos!»

«¡Cómo vuela el tiempo!»

«Mañana será otro día.»

«El tiempo es oro.»

Etcétera.

K

■ ■ ■ ■ ■ ■ ■
Kit de emergencia

Lleva siempre un kit de emergencia en el coche para situaciones inesperadas. Debería contener lo siguiente:

- ▸ Botiquín de primeros auxilios convencional.
- ▸ Documentos e informes médicos.
- ▸ Números de teléfono, incluyendo el de urgencias médicas.
- ▸ Ropa extra: suéter, pantalones y ropa interior.
- ▸ Pañales para adultos y compresas absorbentes.
- ▸ Toallitas húmedas, toallas, loción y crema solar.
- ▸ Entretenimiento y diversiones: su libro o revista favorita, un libro de juegos de palabras, un libro de canciones, un libro de chistes, pastillas mentoladas o crackers.
- ▸ En invierno, bufandas o foulards, guantes, leotardos.

(*Véase también:* Incontinencia; Papeleo)

K

L

■ ■ ■ ■ ■ ■ ■

Lectura

En su día, tu amiga Margarita fue una ávida lectora que se sentía orgullosa de su colección de libros. Has acondicionado un rincón especial en su apartamento para que lea, con una estantería llena de sus títulos favoritos. Aún le gusta sentarse en su cómodo sofá, junto a la lamparilla, con un libro en las manos. Casi nunca pasa de la primera página, pero se siente feliz y tranquila. También tú te sientas a su lado y le sugieres que te «lea» para compartir su experiencia contigo.

Otras veces le lees tú en voz alta. Cualquier libro puede ser interesante si lo lees con entusiasmo. Infórmala de las «buenas noticias» del periódico; los artículos desagradables pueden asustarla. También puedes leerle un recetario de cocina y fantasear acerca de una copiosa cena con varios platos, excelentes vinos y ricos postres. Compra revistas de cocina y gastronomía.

Si Margarita tiene un especial interés en un tema concreto, como la arqueología o la historia, llévala a la biblioteca para que busque libros apropiados. Le gustará encontrarlos y leértelos en voz alta. Si muestra un especial interés en algún título, llévatelo a casa en préstamo.

(*Véase también*: Comprensión; Discusiones; Salidas)

■ ■ ■ ■ ■ ■ ■
Lenguaje corporal

El abuelo puede tener dificultades para expresarse. Te estás acostumbrando a observar incluso los gestos y expresiones más sutiles y aprendiendo a anticipar sus necesidades y sentimientos. A medida que vas sintonizando con su comunicación no verbal, es posible que empiece a desarrollarse un lenguaje privado entre los dos. A menudo, habituarte a sentirte más cerca del enfermo al tiempo que aprendes a interpretar los sutiles signos de la comunicación no verbal constituye un inesperado «añadido» en el cariño que le profesas.

<hr>

En ocasiones, tu abuela puede parecer ligeramente ansiosa y distraída mientras hurga constantemente en los pantalones donde normalmente debería estar el bolsillo. Pero enseguida le ofreces un pañuelo y ella se suena la nariz mientras te sonríe agradecida. Podría tener dificultades para recordar el nombre de objetos cotidianos, pero afortunadamente te has familiarizado con una buena parte de su lenguaje corporal. Suele retorcerse un poco cuando necesita ir al baño y hace una mueca especial cuando tiene sed. Y cuando desea dormir una siesta, tiene esa mirada perdida que presagia sueño.

Imagina que vas con ella en el coche y se siente nerviosa e inquieta como para estarse quieta. «Parece que tienes calor. ¿Quieres que abra la ventanilla?»

Es posible que farfulle algo y que asienta con la cabeza. A medida que vas explorando sus emociones, explícale lo que estás haciendo. Podrías decir: «¿Ves? Pulso este botón y el cristal de la ventanilla baja. Magia, ¿verdad? Así está mejor. El aire fresco huele bien, ¿no crees? Si notas demasiado viento, dímelo».

Sabes perfectamente que las posibilidades de que pueda decírtelo son mínimas. Ya no es capaz de expresarlo, pero cada vez que adviertes cómo se siente y solucionas la situación, le estás proporcionando un sentido de control. Poco a poco vas aprendiendo a observarla por el rabillo del ojo para asegurarte de que está bien.

(*Véase también:* Caminar; Dolor; Empatía; Incontinencia; Salud; Salud auditiva)

Lenguaje infantil

Algunas personas recurren al lenguaje infantil cuando encuentran a alguien que consideran débil o enfermo. No se dan cuenta de lo degradante que es para la persona con la que están hablando, independientemente de lo bobos que parecen. Hablar de este modo a cualquiera que no sea un bebé, o quizá un amante, es insultante, despreciativo e inadecuado. A menudo las situaciones más difíciles son una consecuencia de la falta de consciencia de personas bienintencionadas del tono condescendiente de su voz.

Si alguien empieza a utilizar un lenguaje infantil con tu madre, dile amablemente: «Lo siento, pero mamá reacciona mejor cuando se le habla con una voz adulta normal».

Supongamos que has salido con tu madre a dar un paseo por la tarde y encuentras a una amiga de la familia. Tiene una personalidad efusiva y arrebatadora, y parlotea incansablemente. Te mira y dice: «¡Vaya! Veo que has salido a tomar el aire fresco con mamá» con una vocecita de niña pequeña. Luego se vuelve hacia ella y le da unos suaves golpecitos en el brazo mientras sigue hablando con condescendencia y diciendo tonterías. «¡Cuánto debes querer a tu mamaíta para sacarla de paseo todos los días...!» Finalmente se dirige directamente a mamá y dice: «Está preciosa hoy, señora. Qué vestido tan bonito lleva».

El rostro de tu madre lo expresa todo: está confusa y disgustada. Tienes que hacer algo. Podrías darle a probar a tu amiga un poco de su misma medicina y replicar: «Bueno, querida, y ¿qué se te ha perdido por aquí? Debo decir que este viejo vestido sigue quedándote de maravilla».

Sin embargo, podrías sentirte incómoda con un lenguaje tan insulso, y por otra parte, aquella mujer podría estar probablemente demasiado absorta en sí misma como para darse por aludida. Dile simple y llanamente: «Mi madre es una adulta madura y no le gusta que le hablen como si fuera una niñita desvalida».

(*Véase también:* Actitud; Comprensión;
Conversaciones; Dignidad; «Soy normal»)

L

M

■ ■ ■ ■ ■ ■ ■
Masaje

Tu tacto puede relajar a tu padre cuando está nervioso, inquieto o angustiado. Basta apoyar una mano en su brazo o en el hombro para tranquilizarlo. Compartes innumerables abrazos con él durante el día y le haces mimos y caricias de vez en cuando. Tienes siempre a mano una loción para darle masajes en las manos y los pies, que no sólo mantienen su piel hidratada, sino que también es la forma más fácil de aliviarle el estrés y fortalecer los vínculos afectivos.

Un masaje más elaborado puede obrar maravillas para que papá se sienta bien tanto física como mentalmente. Si nunca antes le han dado un masaje y se muestra tímido, introdúcelo gradualmente en esta nueva experiencia para que se sienta más cómodo. Empieza en las manos y los brazos, y luego las piernas y los pies hasta que esté relajado. Transcurridos algunos minutos, pregúntale: «Te gusta, ¿verdad? ¿Probamos en la espalda?».

Si responde que sí, dile que se siente del revés en una silla de respaldo recto, a horcajadas y apoyando los brazos en el respaldo. Al principio, déjalo con la camisa puesta. Mientras le das las pasadas, descríbele paso a paso lo que estás haciendo.

«Voy a darte un buen masaje en la espalda, papá. ¿Notas los dedos? Es bueno para los músculos y la circulación. Te sentirás como nuevo.»

Cuando esté más relajado, ayúdalo a quitarse la camisa y explícale por qué lo haces. Insiste en lo bien que se sentirá. Si sigue mostrándose tímido, enfatiza la necesidad «médica» y los beneficios físicos derivados de un masaje en la espalda.

Aplica el aceite para masajes y extiéndelo con movimientos circulares. Hazlo con suavidad; los huesos de las personas de edad avanzada son muy frágiles y la piel se irrita con facilidad. Si quieres darle un masaje más intenso, deberías buscar ayuda profesional. Si siente dolor muscular o en las articulaciones, sería conveniente llevarlo a un terapeuta especialista en geriatría. Háblalo con el médico antes de tomar una decisión.

(*Véase también*: Afecto; Dolor; Empatía; Humor)

■ ■ ■ ■ ■ ■ ■
Medicación

Imagina que el médico de tu madre le ha recetado unos medicamentos para mejorar su calidad de vida. Antes de administrárselos sin más, investiga. Algunos de ellos pueden tener graves, y en ocasiones irreversibles, efectos secundarios. También puedes informarte acerca de posibles tratamientos con hierbas naturales.

Si concluyes que la medicación es aceptable, lleva un diario del estado físico y mental de mamá mientras la toma, y si observas alguna reacción negativa, podrías probar con un tratamiento no farmacológico siguiendo los métodos descritos en este libro.

Pero imagina que tu madre tiene que estar sujeta a una «medicación de supervivencia» sin la cual su vida podría correr peligro. Quieres para ella los mejores resultados con los efectos secundarios más leves posible. Sería pues una excelente idea entablar una buena relación con el farmacéutico y comentar los prospectos y las posibles alternativas.

Hay aproximadamente diez mil fármacos de prescripción en el mercado, cada uno de los cuales está provisto de un prospecto en el que consta la descripción de la medicación, sus beneficios, efectos secundarios, resultados de tests de laboratorio, posología, reacciones adversas, incompatibilidades, etc., aunque eso sí, en letra muy menuda. Ármate pues de paciencia, o mejor, ¡de una lupa! En cualquier caso, siempre puedes hacer fotocopias ampliadas.

Asimismo existen magníficas publicaciones escritas para el público que examinan los fármacos más recetados. Cómpralas en la librería o consúltalas en la hemeroteca de la biblioteca pública.

> **¡Consejo!** Guarda los fármacos y sustancias químicas, incluidos los productos de limpieza, bajo llave. No los dejes en el armario-botiquín del cuarto de baño o debajo del fregadero. Tu madre podría ingerirlo (los jabones líquidos por ejemplo tienen un aroma dulzón).

(*Véase también:* Demencia; Dolor; Píldoras; Tratamientos alternativos; Tratamientos farmacológicos del Alzheimer)

M

■ ■ ■ ■ ■ ■ ■
Mentirillas

La enfermedad de Alzheimer empieza afectando la sección del cerebro que se ocupa de la memoria a corto plazo, y a medida que va progresando, se pierde una creciente cantidad de memoria almacenada. Parece borrarse o producirse una fractura en un modo inverso, de manera que los únicos recuerdos que quedan más o menos intactos son los de las primeras etapas de la vida.

Puedes darte cuenta de que tu madre se ha deslizado a una realidad alterada y que en este momento está pensando que es aquella niña que fue y su mamá la está esperando en casa. Si intentas convencerla de que es una alucinación, podría disgustarse innecesariamente. Penetra en su realidad y recurre a una «mentirilla», o mentira piadosa.

Tu madre siempre fue muy estricta con decir la verdad. Así pues, quizá tengas algún reparo en mentirle. Sin embargo, podría ayudarte pensar que tu mentira es en realidad su verdad, pues se basa en su realidad en este preciso instante. Este método, llamado «mentiras terapéuticas» por la comunidad geriátrica, se aconseja encarecidamente como un instrumento eficaz cuando se trabaja con enfermos de Alzheimer, pues valida sus realidades. Cuando usas una mentirilla, debe sonar creíble y sincera, y es importante continuar con algo entretenido.

Imagina por ejemplo que mamá está ocupada guardando su ropa interior en una caja de zapatos. Le preguntas qué está haciendo y dice: «Mamá me está esperando. ¡Tengo que marcharme!», sería adecuado responder: «¡Oh, lo siento! ¡Olvidé decírtelo! Tu madre ha llamado y ha dicho que tenía una reunión en la iglesia esta noche y que quiere que te quedes aquí y que cenes conmigo». Y luego podrías seguir así: «Antes me dijiste que querías ayudarme a preparar la cena. Si la oferta sigue en pie, ahora es el momento ideal. Vamos, ven conmigo a la cocina».

O imagina que mamá está muy agitada y no deja de repetir: «¡Alguien me ha robado el abrigo beige! ¿No puedes confiar en nadie en los tiempos que corren!».

El abrigo beige había sucumbido a las polillas cuando tenías catorce años, pero le respondes con tranquilidad: «Lo hemos llevado al tinte esta mañana. Podremos recogerlo mañana. ¿Qué te parece la chaqueta azul? Te sienta tan bien este color». Luego desvía su atención diciendo: «Me pregunto si ya habrá llegado la revista de jardinería de este mes. Si no estás ocupada, ¿te importaría mirar en el buzón?».

Las mentirillas deben sonar siempre auténticas. Por ejemplo, el amigo de tu abuelo está obsesionado con el hecho de que su esposa no está nunca en casa, cuando en realidad falleció hace ocho años. Imagina que alguien le dice: «¡Oh!, esta tarde ha salido de compras». En lugar de tranquilizarlo como sería de esperar, puede mostrarse más inquieto. Al parecer, su mujer había sido tan adicta al trabajo que casi nunca tenía tiempo libre, y salir de compras era algo que se reservaban los dos para pasar un rato juntos. Al enterarse de que ha salido de compras sin él, se disgusta. Ésta es la razón por la que una mentira piadosa debe reflejar exactamente las circunstancias de la persona implicada.

La tía Elena había sido miembro veterano de una destacada organización cívica. A pesar de su timidez, a menudo realizaba apariciones en público. Pero todo esto ocurrió hace tantísimos años que en realidad no tienes la menor idea de lo que está hablado cuando dice: «¿Dónde están mis notas? ¿Qué has hecho con ellas? ¿Las has visto?».

Buscas en su dormitorio y encuentras una hoja de papel en la mesilla de noche. Pero cuando se la entregas, la situación empeora. Continúas buscando en su cuarto mientras intentas detectar una pista que te permita adivinar de qué se trata. Entonces dice: «No puedo presentarme sin mis notas».

¡Vaya! Tu memoria da un brinco y piensas: «¡La conferencia! Debe de estar hablando de una conferencia que dio». Recordando sus experiencias ocasionales como oradora, te sientas a su lado y le explicas muy seriamente: «Han llamado por teléfono mientras dormías la siesta. Dijeron que el acto se había aplazado hasta la semana próxima. Los otros dos conferenciantes están con gripe. Así pues tienes toda una semana por delante. Y si quieres ensayar, me encantará hacer de público».

Es una magnífica oportunidad para animarla a hablar de sus experiencias pasadas con los asuntos cívicos. Pon en marcha el casete, siéntate y escucha. Podrías aprender algo nuevo de Elena al tiempo que se tranquiliza.

(*Véase también*: Comunicación; Empatía; Entretenimiento; Realidad; «Soy normal»; Validación)

■ ■ ■ ■ ■ ■
Muerte

Es muy probable que tengas que asistir a los momentos finales de tu padre en esta vida. Es realmente difícil para todos enfrentarnos a esta situación y solemos ignorarlo, prefiriendo no pensar en ello. Si lo tienes presente y te esfuerzas para que su muerte sea una experiencia lo menos ingrata posible, tal vez te sientas mejor. Puedes buscar ayuda y apoyo. Las residencias para enfermos desahuciados pueden ser ideales en este trance. Pide información.

Imagina que muchos dolientes se han reunido alrededor del ataúd en la tumba de uno de los viejos y mejores amigos de tu padre. Otras personas siguen llegando en comitiva. Llevas un rato esperando, de pie junto a tu padre cuando de repente pregunta en voz alta: «¿Cuándo llega el tren?». Todo el mundo se vuelve a mirarlo. La situación es muy embarazosa.

La mayoría de los asistentes al entierro no saben que papá sufre demencia. Tienes que admitir que el gentío es muy similar a la gente que espera el expreso de las 17.15. Con calma le explicas que no es un andén del ferrocarril, sino el funeral de su amigo Juan. Parece aceptar tu explicación y observa en silencio la llegada de los rezagados durante unos minutos. Observando a la multitud allí congregada dice: «No importa que Juan no esté aquí. Con lo feliz que es, no sé porque todo el mundo está tan triste».

En este momento adviertes que papá no comprende lo que está sucediendo y que es innecesario someterlo a mayores tristezas, de manera que lo acompañas al coche. Mientras lo conduces entre las hileras de coches aparcados aprovecha la oportunidad para hablarle de sus propios deseos. «¡Qué servicio tan tétrico! Me da la sensación de que estás convencido de que Juan habría deseado algo diferente. Y ¿qué hay de «tu» celebración? ¿Cómo querrías que fuera?»

Tu padre hace una mueca y responde: «Quiero que todos se lo pasen bien con música alegre, una buena comida, helado de chocolate y un montón de chistes».

Aunque siempre has sabido que era inevitable, pensar en su muerte siempre te ha deprimido. Nunca antes le habías hablado de eso, aunque dadas las circunstancias puede parecer fácil. Dile: «Te prometo que organizaremos una gran fiesta para ti. Pero tengo que decirte papá que aun así me sentiré muy triste, pues te echaré mucho de menos. En cualquier caso y afortunadamente no tendremos que hablar de ello hasta dentro de mucho tiempo. Ahora nos marcharemos de aquí e iremos a tomar un helado, ¿de acuerdo?».

Llena el resto del tiempo esperando en la cola de coches hablando de los árboles y las flores del entorno y de otros temas no relacionados con su amigo Juan. Lo más probable es que tu padre se haya olvidado ya completamente de por qué está aquí. Hazte una promesa: intenta hacer que cada día con papá merezca la pena ser recordado.

Has pasado los últimos meses o años velando para que tu madre fuera lo más feliz posible. Has compartido con ella alegrías y risas, y has llenado su vida de innumerables experiencias. No obstante, recientemente se ha debilitado y retraído. Sospechas que su final podría estar próximo. Esperas que todo suceda mientras duerme, sin sufrimiento. Éste ha sido siempre tu mayor deseo.

Sin embargo, el episodio final puede incluir un traslado al hospital. Si su estado es terminal y no hay nada más que la medicina pueda hacer por ella, tienes dos opciones: dejar que su vida se apague lentamente por cauces naturales o mantenerla indefinidamente con vida mediante el equipo médico apropiado a tal efecto. Asegúrate de que haya expresado sus últimas voluntades, donde posiblemente constarán sus deseos en este sentido. Si no quiere depender de un equipo de mantenimiento artificial de las constantes vitales, entonces tendrás que decidir si deseas que fallezca en el hospital o en casa, en su cama y en su entorno, donde puede sentirse más confortable. Asimismo, un asistente social puede ponerte en contacto con una residencia para enfermos desahuciados o con personal de asistencia domiciliaria, que pueden ayudarte a cuidarla. En cualquier caso, piensa que en una residencia de este tipo pueden aliviarle el dolor con fármacos si es necesario.

Mantén el entorno y las rutinas cotidianas lo más normales posible. Aunque mamá esté comatosa, puedes seguir hablándole con una suave música de fondo. Esto sería más fácil en casa, pues en el hospital tendrías que llevar un pequeño reproductor de casete o CD con auriculares para que pueda escuchar su música preferida. Por otra parte, la música la evadirá de los ruidos propios de un centro hospitalario y creará un ambiente de sosiego.

Tanto si está en casa como en el hospital, háblale con suavidad, en un tono normal de voz. Si está consciente, necesitará saber que estás a su lado. Aunque sea difícil para ti, procura contener las lágrimas y las expresiones de tristeza. Es posible que sea consciente de su muerte inminente; dile que también tú lo sabes. Podrías decir: «Mamá, te quiero y te echaré muchísimo de menos, pero aceptaré que te vayas cuando así lo decidas. Estamos bien y podemos ocuparnos de todo».

Si es capaz de hablar, tal vez necesite expresar sus miedos y ansiedades. Ésta será la peor prueba por la que tendrás que pasar. Debes seguir siendo el pilar de fuerza de tu madre en unos momentos en los que te sientes desolado. También necesitará sentir tu tacto; tómala de la mano tanto como puedas y acaríciasela. Si está en coma, tómala de la mano y frótale el brazo. Tal vez perciba algo. Y dile: «Te quiero, mamá. Has hecho cuanto que tenías que hacer. Ahora debes descansar».

Y si es creyente, puedes añadir: «Los ángeles te están esperando, mamá. Dios te ama y yo también».

> **¡Consejo!** Los preparativos finales son mucho más fáciles de afrontar si se hacen con antelación. Solicita presupuestos a diferentes funerarias y no tomes ninguna decisión si te sientes muy mal emocionalmente. Asegúrate de haber hablado con tu madre de sus últimas voluntades, en especial si desea la cremación. Pregunta al médico lo que tendrás que hacer cuando fallezca.

(*Véase también:* Afecto; Dignidad; Empatía; Masaje; Papeleo; «Soy normal»)

■ ■ ■ ■ ■ ■ ■
Música

La música aporta alegría, paz y energía positiva, pero también puede provocar un estado de nerviosismo. Tan poderosa es, que el sentido de la música parece estar arraigado en el ser humano desde el momento de nacer, incluso antes, cuando el bebé está en el útero. Asimismo, es el último sentido que perdemos. Tenlo presente cuando llegue la hora de ayudar a tu marido en sus últimos días de vida. Ponle su música favorita; se sentirá relajado y en paz.

El uso de la música puede ser un extraordinario añadido a la rutina diaria. La variedad de música destinada a la relajación y elevación del espíritu es inagotable. Si está inquieto, ten a mano unos auriculares, un casete y una cinta o CD, y deja que escuche la música mientras intentas adivinar qué es lo que tanto le molesta. Usa música suave para ayudarlo a relajarse a la hora de acostarse, y música nostálgica de grandes bandas para animarlo cuando esté triste o se sienta abatido.

Imagina que has invitado a unos cuantos amigos a una pequeña cena de fiesta en casa. Es la primera vez que organizas algo parecido desde que la tía Elisa se vino a vivir contigo. Te ha ayudado toda la tarde en la cocina, aunque estás tan acostumbrado a cocinar solo, que has pasado la mayor parte del tiempo intentando encontrar algo con que entretenerla. Han transcurrido ya algunas horas. La cena se demora, estás irritable y nerviosa, y Elisa está muy inquieta. Con la máxima serenidad intentas decirle que todo está bajo control, pero ella se siente rechazada y reacciona fatal. Se siente inútil y se echa a llorar.

La acompañas al comedor mientras intentas persuadirla de que sólo ella sabe poner la mesa a la perfección. Murmura, gruñe y protesta. «No te gusta cómo cocino, ¿verdad? Recuerdo que cuando eras pequeño lo vomitabas todo. No puedo hacer nada bien, ¿verdad? Odio este lugar. ¡Mañana me vuelvo a casa!»

Haces cuanto está en tus manos para mantener la serenidad. Sí, debes admitirlo, eso duele. Sabes que discutir con ella es en vano, de manera que pones un CD de Chopin que habías elegido para la velada y regresas a la cocina, dejándola sumida en un mar de quejas. Transcurridos algunos minutos observas que se ha tranquilizado, te asomas y allí está, sentadita en el sofá delante del equipo de música. Tiene los ojos cerrados y adviertes una ligera sonrisa en sus labios. Mientras das las gracias en silencio a Chopin y sus colegas y te enfrascas de nuevo en triturar el ajo, acabas de recordar cuán poderosa puede ser la música.

Imagina que tu padre ha sufrido rachas depresivas y sentimientos de soledad. A veces sufre alucinaciones. Cree que tu madre lo está esperando, y cuando le dices que falleció hace quince años, se enfada o se encierra en sí mismo y no come. Has descubierto una «cura» para estas situaciones: su vieja colección de discos de Glenn Miller y Duke Ellington como música de fondo mientras te sientas a su lado unos minutos y te cuenta cosas de cuando tu madre y él se conocieron. Luego pones Brahms, de manera que a la hora de acostarse, se ha relajado y está preparado para dormirse plácidamente.

(*Véase también:* Cantar; Ejercicio; Hospital; Muerte)

M

N

Niños

Con frecuencia, los niños son capaces de comunicarse sin prejuicios y con toda sinceridad. Pueden haber dejado atrás las conversaciones ilógicas y haber accedido a una nueva etapa de sentimientos y comprensión más profunda. Algunas residencias para enfermos de Alzheimer programan un día de visita para los hijos del personal y otras organizan visitas de escuelas con regularidad. Otras instituciones más avanzadas incluso combinan sus instalaciones con centros de atención diurna a los niños a jornada completa. Las interacciones entre los niños y los residentes han demostrado ser muy beneficiosas para ambos.

Los nietos de Ellen viven fuera de la ciudad y sólo pueden verla un par de veces al año, muy poco en realidad para alguien en cuya vida siempre han estado presentes los niños. De manera que de vez en cuando pides a algún amigo que tenga nietos que te deje llevarlos a visitarla. Un día, paseando por el vecindario, Ellen entabla una conversación con una pequeña de cinco años que vive unas casas más abajo en la misma calle.

Desde entonces, las dos han desarrollado una relación muy especial. Pasan tiempo juntas en el jardín contando los pétalos de las flores y visualizando imágenes en las nubes. Ellen le cuenta historias que carecen de sentido para ti, pero que satisfacen a su pequeña acompañante. La niña le trae juguetes y libros de cuentos, y los leen juntas. Les ofreces galletas y helados, agradeciendo poder disfrutar de un par de horas de respiro.

Las visitas tienen un efecto revitalizante para Ellen, y su amiguita de cinco años se muestra encantada con la atención exclusiva que le depara y no parece tener ningún problema de comunicación con ella a pesar del lenguaje confuso que utiliza. Cuando no puede visitarla, llevas a tu madre de picnic al parque infantil para ver cómo juegan los niños, y en los días nublados o más fríos visitas la sección infantil de la biblioteca local y mamá escucha con atención los cuentos de hadas que una empleada lee a los más pequeñines. Incluso la llevas a un restaurante de comida rápida, donde Ellen se fija en un bebé y pregunta a su madre en un tierno tono de voz: «¿Me dejaría acunar en mis brazos a este angelito?».

Al salir del restaurante, el bebé se siente feliz y su madre agradece a Ellen su cariñosa atención.

(*Véase también:* Actitud; Cantar; Empatía; Juegos)

N

O

■ ■ ■ ■ ■ ■ ■
Ojos y oídos

Tu madre era una ávida lectora. Aún le gustan sus libros.
Lee la página abierta una y otra vez con evidente placer.
A menudo te leerá en voz alta su párrafo favorito, siempre
con la misma entonación. Aunque nunca pase de la primera página, sigue siendo importante que pueda ver bien para
leer.

Llévala al oftalmólogo por lo menos una vez al año.
Realizará un examen completo del ojo para identificar posibles problemas comunes a la edad senil. Veamos los trastornos oculares que podría presentar:

Glaucoma. Es la acumulación de presión en el interior del ojo. Habitualmente no hay síntomas que lo
evidencien y es fácilmente diagnosticable durante
un examen ocular rutinario. El glaucoma sin tratamiento puede dañar el nervio óptico, con una pérdida gradual e indolora de visión. Determinados coli-
rios suelen ser eficaces para prevenir la pérdida de
visión. En casos avanzados puede requerir tratamiento de láser o cirugía.

Degeneración macular. Afecta a la mácula, la parte
central de la retina, el revestimiento del fondo del
ojo. Cuando la mácula empieza a deteriorarse, la
visión central se emborrona, afectando a la lectura y
a la capacidad de distinguir detalles. En su etapa
avanzada, se forman grandes puntos ciegos centra-

les, de manera que el paciente sólo ve en la periferia de su campo visual. Es imposible reconocer caras, ver la televisión y leer.

En algunos casos, un tratamiento vitamínico puede frenar la progresión. En ocasiones, la supuración asociada a la degeneración macular se puede tratar con láser y terapia fotodinámica.

Cataratas. Término que designa la formación de una «nube» en la lente del ojo. Es común en la tercera edad, pero no siempre requiere tratamiento. Si la visión se emborrona como resultado de una catarata, el tratamiento consiste en la extracción de la lente borrosa y su sustitución por otra traslúcida llamada «implante lenticular». La cirugía implica el uso de ultrasonidos para fragmentar y evacuar la lente borrosa. El láser se emplea para tratar «películas» que pueden desarrollarse varios años después de una intervención quirúrgica. La cirugía suele ser rápida y fácilmente tolerable por el paciente, que permanece alrededor de diez minutos o menos bajo los efectos de anestesia local.

Retinopatía diabética. La diabetes provoca la supuración de los diminutos vasos sanguíneos en el fondo del ojo. La filtración, si no se trata, causa emborronamiento visual. En casos de diabetes avanzada ocasiona la fractura de los frágiles vasos sanguíneos y hemorragia intraocular, con una grave pérdida de visión. El tratamiento consiste en el uso del láser para reducir la supuración o técnicas quirúrgicas más avanzadas para eliminar la sangre del fondo del ojo.

(*Véase también:* Dieta y nutrición; Lenguaje corporal; Salud; Tratamientos alternativos; Vitaminas)

172

P

■ ■ ■ ■ ■ ■ ■
Papeleo

Procura que tu madre lleve siempre en el bolso los documentos personales siguientes:

> ‣ Número de la tarjeta de la Seguridad Social y de otros seguros médicos privados.
> ‣ Lista de números de teléfono de emergencia.
> ‣ Fotocopia de tu apoderamiento para asuntos financieros.
> ‣ Fotocopia del poder notarial de asistencia sanitaria, incluyendo sus voluntades relacionadas con el tipo de tratamiento que desea recibir en fase terminal.
> ‣ Fotocopia de la orden de no reanimación (ONR) extendida por tu madre.

El apoderamiento para asuntos financieros es un documento notarial que te confiere el derecho legal a realizar y tomar decisiones en temas financieros y de propiedad en nombre de tu madre.

El poder de asistencia sanitaria (PAS) es asimismo un documento notarial firmado en el que tu madre establece quién deberá tomar las decisiones médico-sanitarias cuando esté incapacitada para hacerlo personalmente. Este documento también incluye directrices acerca de la retirada del tratamiento médico en caso de enfermedad terminal o incurable.

La ONR (orden de no reanimación) es un documento firmado que declara que tu madre no desea ser sometida a reanimación cardiopulmonar (RCP) en caso de parada cardiaca. Coméntaselo al médico, y en caso de que decidas establecerla, tenla siempre junto a la cama de mamá. La cuestión de la RCP ha sido abordada en innumerables películas de cine y muchas veces la comunidad médica discute su validez. Puede ser extremadamente agresiva, causando a menudo la fractura de costillas y el aplastamiento del esternón. ¿Desearías que tu madre fuera sometida a este procedimiento? En caso contrario, solicita un formulario en el hospital o Departamento de Sanidad de tu Ayuntamiento o autoridad local o regional y tenlo siempre a mano.

Asegúrate de que los formularios firmados por tu madre de ONR, PAS y RCP estén en poder de todos los médicos que atienden a tu madre, así como del centro de día donde la cuidan durante tu jornada laboral, y de los familiares y amigos que pasen algún tiempo con ella.

Si tu madre ha empezado a vagabundear, confecciona una hoja de información personal incluyendo un resumen de su estado e instrucciones para que cualquier desconocido pueda comunicarse con ella. Añade una fotografía o fotocopia de una fotografía y distribuye las hojas por el vecindario y la policía. Asimismo, debe llevar siempre consigo el brazalete de identificación.

(*Véase también:* Escapadas; Identificación; Vagabundear; Volver a casa)

P

■ ■ ■ ■ ■ ■ ■
Paseos nerviosos

El paseo nervioso es un comportamiento habitual en los enfermos de Alzheimer. Tu abuelo puede sentir la incontrolable necesidad física de moverse. Asegúrate de que los pasillos estén libres de obstáculos y pueda caminar sin tropezar, y dale de beber muchos líquidos para que no se deshidrate.

Imagina que tu abuelito ha empezado a merodear de un lado a otro de la casa, pasillo arriba, pasillo abajo, desde la cocina hasta la sala de estar y luego hasta el recibidor para empezar de nuevo el recorrido. Te distrae y te estresa. En general puedes acompañarlo hasta su espacio personal y sugerirle alguna actividad. Él acepta encantado y se entretiene durante un par de minutos, pero luego vuelve a las andadas. En este caso, si el tiempo lo permite, llévalo de paseo por el vecindario; se tranquilizará.

Ni que decir tiene que los paseos nerviosos tienen una naturaleza psicológica. Por ejemplo, cree que ha olvidado hacer algo pero no consigue saber de qué se trata, de manera que camina de aquí para allá intentando recordar. Puede ser una situación muy difícil para él, que solía ser una persona activa. Podría necesitar una cierta estimulación mental para concentrarse. Considera la conveniencia de acondicionar un espacio de trabajo relacionado con su trabajo o profesión anterior.

Si ha empezado a tomar una medicación y los paseos nerviosos han aparecido de repente, háblalo con el especialista lo antes posible. Algunos fármacos pueden ocasionar problemas fisiológicos. El médico decidirá si es aconsejable modificar el tratamiento.

P

(*Véase también:* Entretenimiento; Espacio personal; Inquietud; Paseos nerviosos al atardecer; Proyectos)

Paseos nerviosos al atardecer

Si tu mujer suele sentirse inquieta cada tarde a la misma hora, es posible que esté experimentando un síndrome conocido como «paseos nerviosos al atardecer», un término que describe la agitación y nerviosismo que se produce con regularidad a última hora de la tarde en los enfermos de Alzheimer o demencia. Según los expertos, este estado se debe a una reacción en el cerebro desencadenada por la atenuación de la luz al final del día.

El nerviosismo de tu esposa podría tener su origen en este trastorno o también en una reacción a su envejecido reloj biológico. Alguien que dedica toda su vida a realizar un trabajo en unas horas regulares desarrolla un reloj biológico que no necesariamente se detiene en la edad de jubilación. Si tu mujer solía comer a las cuatro de la tarde, por ejemplo, es natural para ella empezar a sentirse ansiosa a esta hora del día. Anímala a que te ayude en la cocina o a poner la mesa.

Alicia lleva viviendo algún tiempo en un centro asistencial. Imagina que un día la enfermera supervisora te comenta que presenta claros signos del síndrome de paseos nerviosos al atardecer. Antes de aceptarlo sin más, entérate de si los residentes tienen actividades programadas cotidianas durante la tarde. Muchos de ellos se aburren y se sienten frustrados por la soledad. Aburrimiento y frustración pueden provocar un comportamiento similar al de aquel trastorno. Pasa una tarde en el centro, y si sospechas que su malestar se debe al tedio, habla con la dirección y pide que se le asignen actividades cada tarde.

Los entretenimientos también dan excelentes resultados. Dales algunas ideas. Sugiéreles por ejemplo que le digan que hoy es un día festivo para ella y que le están preparando una cena especial para celebrarlo. También se puede tranquilizar si le piden que los ayude a poner la mesa o a servir el agua para la cena.

(*Véase también:* Cocina; Empatía;
Entretenimiento; Espacio personal; Música;
Proyectos)

■ ■ ■ ■ ■ ■ ■
Películas

Ver una película en el cine, en pantalla grande y un sonido espectacular siempre ha tenido algo especial. Tu madre tal vez no sea capaz de seguir la trama, pero no te sorprendas si reacciona ante la «calidad» de la fotografía. Si los personajes están bien definidos y los actores son convincentes, es probable que disfrute de la experiencia aunque sea incapaz de recordar el argumento. La mayoría de nosotros olvidamos, con el tiempo, los argumentos de muchas de las películas que nos han gustado. A tu madre le pasa lo mismo, sólo que mucho antes: en el preciso instante de abandonar la sala.

El cine ha sido siempre uno de tus pasatiempos favoritos, pero desde que vive en tu casa no has vuelto a pisar un cine. Imagina que una tarde no encuentras a nadie para que se quede con mamá y finalmente, después de meses y meses de pensarlo, decides llevarla contigo, aunque te preocupa que no entienda la película y que no le guste. Últimamente se siente ansiosa en los ambientes con mucha gente, de manera que albergas serias dudas acerca del resultado de esta nueva experiencia, aun cuando hayas decidido comprar entradas para la sesión matinal.

Sin embargo, tu madre está muy excitada al acceder al palco en el anfiteatro. Después de un viaje a los servicios, te

P

177

diriges a los asientos asignados. En la sala aún hay poca gente. Los cortos iniciales la sorprenden; le recuerdas que la película todavía no ha empezado.

Cuando por fin empieza, la observas discretamente mientras mira la pantalla. Te asombra la atención que está prestando. ¡Se lo está pasando bien! Más tarde, ya en casa, cuando intentas hablar con ella de la trama, no tiene ni idea de lo que le estás diciendo. Aun así, cuando le preguntas si le ha gustado ir al cine y si desearía volver, responde con un sí entusiasta.

Mamá puede tener serias dificultades para seguir el hilo de una película en televisión con todas las distracciones propias de un entorno doméstico, pero la sala es un lugar emocionante y mágico que atrae toda su atención. Selecciona películas que te gustaría ver a ti. Es probable que si te lo pasas bien, ella también lo haga.

(*Véase también:* Comprensión; Realidad)

■ ■ ■ ■ ■ ■ ■

Perdón

A menudo se presentan situaciones en tu experiencia diaria como cuidador que te enfurecen y hacen renacer sentimientos que habían permanecido enterrados durante años. Tienes todo el derecho a disgustarte y sentirte frustrado. De ahí que perdonarse sea muy importante cuando te enfrentas a situaciones de tal intensidad emocional o estrés. En cualquier caso, es más fácil decirlo que hacerlo. Empieza perdonándote por tus sentimientos, consciente de que son fruto de tu dura rutina cotidiana.

Por ejemplo, tu hermana ha sido siempre una espina clavada en salva sea la parte, e incluso desde que tu madre vive contigo, ha criticado todas tus decisiones. Desde luego, no vendrá a tu casa para ver de primera mano lo que en realidad está ocurriendo, pero aun así, en su opinión, todo cuanto haces es equivocado. Te saca de las casillas y no puedes soportarlo más. Cuando suena el teléfono los sábados por la mañana se te hace un nudo en el estómago y el mal humor se dispara al recordar que se trata de la llamada semanal de tu hermana.

Hasta la fecha, mamá ha sido tu responsabilidad exclusiva y sabes que no deberías tolerar intromisiones. Por otro lado te sientes culpable por tus reacciones negativas; al fin y al cabo es tu hermana y se supone que debes quererla. Has intentado decirle que su actitud te hiere, pero no atiende a razones. Te enoja y te deprime. Ha llegado pues el momento de tomar las riendas y decirle a las claras que se acabaron las llamadas telefónicas negativas, que a partir de ahora no vas a tolerarlas. Escríbele una nota y comunícale tu decisión: llamadas positivas o ninguna llamada. Insiste en que comparta contigo los cuidados de vuestra madre y de este modo tal vez se dé cuenta de que te ha juzgado mal.

Cuando te sientas muy enfadado date diez o quince minutos de descanso para interiorizar el disgusto y serenarte, mientras te perdonas; después de todo eres un ser humano. Si estos sentimientos persisten, habla con tu psicólogo o terapeuta.

Imagina que ocurrieron algunas cosas desagradables entre tú y tu padre cuando eras pequeño que aún desencadenan sentimientos de ira y te hieren. Ahora tiene demencia y vive contigo, pero no recuerda en lo más mínimo aquellos sucesos acaecidos hace ya tanto tiempo. En cualquier caso, a pesar de tus propósitos de dar por zanjada la cuestión, en ocasiones pierdes los nervios y te resulta francamente difícil vivir con él. Has oído lo importante que es el perdón, pero lo cierto es que la enfermedad de tu padre hace imposible hablar con él de eventos pasados.

Perdonarlo sin una conversación cara a cara y un reconocimiento de culpa por su parte es virtualmente imposible.

¿Cómo tratar este tipo de situaciones cuando el culpable ha envejecido y sufre demencia? Enfrentarlo a la verdad a estas alturas podría proporcionarte un cierto alivio, aunque alteraría tanto a tu padre que se volvería mucho más retraído, deprimido, disgustado y nervioso, lo cual complicaría aún más si cabe tu vida. ¿Vale la pena? Podrías decidir que ahora tu padre es otra persona e intentar aceptarlo tal cual es. Perdónate los sentimientos de ira o rabia hacia el hombre que fue y que ya no es.

Habrá veces en que la indignación es lógica, como en el caso de abusos físicos y violencia. Si crees que tus sentimientos acerca de lo que ocurrió son reales y que lo que hizo fue imperdonable, tu rabia está justificada. Con la ayuda de un psicólogo tal vez puedas serenar tu corazón y hacer las paces con el pasado aunque tu padre no recuerde nada. Necesitas aliviar este sufrimiento y mereces liberarte para seguir adelante.

(*Véase también:* Culpabilidad; Familia; Grupos de apoyo; Psicólogo)

■ ■ ■ ■ ■ ■ ■
Píldoras

P

Tu madre tiene que tomar sus complementos dietéticos. Cuando le des la primera pastilla y un vaso de agua o de zumo, explícale de qué se trata y sus efectos beneficiosos para ella: «Son tus vitaminas, mamá. He observado que tu salud ha mejorado muchísimo desde que las tomas. La primera. Es fácil de tragar. Ahora un trago de zumo y adentro». Si es necesario, repite la explicación con cada píldora, y recuerda que mañana, vuelta a empezar.

Si no consigue tragarlas, tritúralas y mézclalas con algo sabroso (chocolate, salsa de manzana, mermelada, etc.).

Pruébalo para asegurarte de que disimulan perfectamente el mal sabor de las tabletas. Algunos fármacos, como los complejos de vitamina B, son imposibles de disimular, aunque algunos formatos sublinguales tienen sabor a frutas.

Sé sincera con ella cuando le des una cucharada de esa mezcla tan inusual: «Mamá, he mezclado tus píldoras con un poco de esa crema de queso que tanto te gusta. Sabe un poco raro, pero puede pasar». Si continúa teniendo problemas incluso con las píldoras trituradas, pide al farmacéutico versiones bebibles. Muchos analgésicos, remedios contra el resfriado y multivitaminas se presentan también en forma líquida.

(*Véase también:* Apoyo secuencial; Honradez; Medicación; Rutinas)

■ ■ ■ ■ ■ ■ ■
Preguntas

La comunicación con tu abuela ha mejorado muchísimo desde que has puesto en práctica nuestras ideas. Aun así, a menudo se muestra desconcertada cuando le haces preguntas y no recibes la respuesta esperada. Procura que no desencadenen una resistencia inmediata a responder. Aprende a modelarlas para obtener la respuesta deseada. En lugar de decir: «¿Quieres tomar tus vitaminas?», a lo que con casi toda probabilidad replicará con un sonoro «¡No!», prueba un enfoque diferente: «Antes de comer los huevos te daré tus vitaminas. Aquí está la primera. Es para tu corazón. Aquí está, abre bien la boca (abre tú la boca y te imitará). ¡Ya está! Gracias. Y ahora los huevos».

Tu abuela tal vez no recuerde al día siguiente lo que hablaste con ella el día anterior, de manera que deberías preceder tus preguntas con una especie de recapitulación:

P

«Ayer compramos estos nuevos pañales para dormir. Así, si se te escapa un poquito el pipí o la caca no tienes de qué preocuparte. Te pareció muy buena idea. Ahora te pondrás uno antes del pijama, ¿de acuerdo? Ya verás qué divertido es».

Procura que las preguntas sólo tengan dos posibles alternativas de respuesta: «sí» o «no». Son ideales cuando participa en una charla informal, pero si necesitas que haga algo, opta por una pregunta que anticipe la respuesta. Si le dices: «¿Quieres tomar un baño?», casi siempre responderá con un «¡No!». Prueba otro enfoque más sutil.

Di: «Abuelita, quiero enseñarte algo. Ven, te ayudaré a levantarte. ¡Así!, ¡muy bien! Ahora iremos por aquí. Ayer en los grandes almacenes compramos una toalla verde grande y esponjosa y me prometiste que la usarías hoy después del baño. Mira, tócala. Es suave, ¿verdad?».

Deberás componer la frase de modo que la respuesta natural sea la que deseas oír. Reflexiona un poco. Si dices: «No quieres hacerlo, ¿verdad?», no suscitarás una respuesta natural. En cambio, si dices: «Quieres hacerlo, ¿verdad?», la respuesta más probable será «Sí». Asimismo, si asientes con la cabeza al tiempo que formulas la pregunta, la mayoría de las veces obtendrás una respuesta afirmativa.

Recuerda que cualquier pregunta que ponga a prueba su memoria puede disgustarla. Ten cuidado pues con todo cuanto haga referencia a los recuerdos. Evita frases tales como: «¿Te acuerdas?» y «¡Lo has olvidado!».

Si presionas su memoria con una pregunta como: «¿Recuerdas cuántos hijos tiene la tía Berta?», la respuesta más probable será «No» simplemente porque no está segura de lo que estás hablando.

Tu abuelita puede recordar la información deseada si precedes la pregunta con una recapitulación. Por ejemplo, podrías decir: «Estaba pensando en la tía Berta. Tiene varios hijos, pero no consigo recordarlos a todos. Recuerdo a Luis, Antonio, Miguel y Marta, pero no a los más pequeños. ¿Y tú?».

Si es así, ¡estupendo!, y si no, dado que le has dicho que tampoco tú los recuerdas, la risa estará asegurada. ¡Qué mala memoria!

Se requiere un poco de práctica para habituarse a las explicaciones detalladas, pero con el tiempo te resultará más fácil. Tu abuela se sentirá menos estresada, y en ocasiones, obtendrás respuestas apropiadas que incluso podrían sorprenderte.

(*Véase también*: Apoyo secuencial; Comunicación; Elegir; Escuchar; «Soy normal»; Validación)

■ ■ ■ ■ ■ ■ ■
Proyectos

Puedes ayudar a tu abuela a transformar cualquier cosa en arte, desde una cuerda y una tela hasta viejos cepillos de dientes. Pégalo en una cartulina, apila cajas o realiza esculturas de diseño libre. Recuerda que no hay reglas acerca de lo que es y no es arte. Tal vez no sea capaz de empezar o de continuar un proyecto por sí sola; trabaja con ella y procura que se divierta.

P

IDEAS

> Los briks de leche vacíos constituyen excelentes «santuarios». Recorta el panel frontal o divídelo en dos paneles a modo de puerta y pulverízalos con pintura dorada, plateada o de su color favorito. Luego puedes colocar pequeños objetos en el interior, como por ejemplo piñones, muñequitas del tamaño

del pulgar, broches rotos, guijarros y hojas. Será su tesoro escondido.

▸ Las macetas, cestos y marcos de cuadros son piezas excepcionales para empezar una obra de arte. Puedes decorarlas con cintas y botones viejos, pintarlas, hacer un *découpage* con fotos de revistas o cubrirlas con macarrones. Luego pulverízalas con pintura.

▸ Los objetos encontrados durante un paseo o excursión se pueden transformar en «esculturas» utilizando materiales de la naturaleza tales como hojas, ramitas, piñas y bayas. Asimismo, las astillas de madera, tornillos y tuercas, herramientas rotas, desconches de cerámica, viejos utensilios de cocina, platos rotos, componentes de un reloj, trozos de baldosa, pequeños juguetes y piezas de bisutería pueden crear un efecto extraordinario. Pégalo con adhesivo o esmalte para las uñas o móntalos en un molde de aluminio con cemento rápido.

ÁLBUMES DE RECORTES Tu tía Beatriz siente un cariño muy especial por los animales y tiene un álbum de recortes en el que va pegando fotografías de la naturaleza. De vez en cuando te sientas con ella para hojearlo. Podrías decir: «Beatriz, dijiste que te gustaría trabajar con tu álbum de animales. ¿Te importa que te ayude?».

A Beatriz le encanta ordenar sus fotos. Ayúdala escribiendo en cada página la especie, la región en la que viven, el color o el tamaño. Asegúrate de proporcionarle revistas suficientes para que disponga de una variedad de imágenes. Ya verás como pasa largos ratos enfrascada en esta actividad si la tratas con seriedad.

Imagina que tu amigo Rafael es un apasionado de los coches deportivos. Durante años ha coleccionado revistas de automóviles en el garaje. Desde que lo animaste a confeccionar un álbum de recortes de sus modelos preferidos, has observado que pasa mucho tiempo contemplando las fotografías.

Reúne ilustraciones de cualquier tipo para confeccionar álbumes de recortes monográficos, tales como niños, mobiliario, flores o recetas de cocina.

CAJAS A tu padre le gusta tener todas sus cosas organizadas. Te ayuda a clasificar la correspondencia y pasa horas apilando revistas por títulos y fechas. Siempre se ha divertido mucho con estas tareas. Amplía esta idea con «cajas monográficas».

Reúne un buen surtido de viejas cajas de cartón o de zapatos y dale un montón de objetos interesantes que pueda clasificar por categorías, ordenar o contar. Una caja puede destinarla a tornillos, clavos, tuercas y arandelas. Otra para guardar una colección de botones. Y otras en fin para retales de tela, moldes para galletas, viejas postales, bisutería y otros objetos de pequeño tamaño.

Tenlas a mano como diversión cuando esté nervioso o muy inquieto. Dile algo así: «Papá, ¿quieres ayudarme? He encontrado esta caja. Mira qué desastre. Estoy demasiado ocupado para ordenarlo todo. ¿Podrías hacerlo tú? Quién sabe la de cosas interesantes que podrías encontrar entre tanto amasijo».

Es importante que consideres estas cajas como una actividad seria y evites darle a entender que las has confeccionado especialmente para que se divierta. Cuando te haya «ayudado», admira su trabajo y dale las gracias.

COLLAGES Quizá hayas descubierto cómo hacer *collages* por casualidad. Se agotó el papel mientras envolvías regalos, de manera que recurriste a papel de seda blanco y luego pegaste fotos a todo color de viejas revistas. Tu papel de regalo fue todo un éxito. Te divertiste tanto que decidiste intentarlo de nuevo, esta vez con cartulina. Desde entonces has llenado una caja con todo tipo de ilustraciones para tus *collages*.

Dado que a tu prima Matilde le encantan los animales, has coleccionado revistas del *National Geographic* y calendarios con temas extraídos de la naturaleza. Para ayudarla a confeccionar su *collage*, empieza forrando la cartulina con papel de colores, de regalo o con fotografías de calendario. Matilde puede recortarlas con unas tijeras de punta roma, aunque puede tener dificultades con el pegamento de barra. Ayúdala a pegar los recortes donde más le guste. Conseguirás un mejor resultado si evitas los cortes rectos y solapas las ilustraciones. Veamos algunas ideas:

> ‣ Un gran *collage* de un árbol compuesto por imágenes de un calendario sobre la naturaleza. Puedes usar pequeñas ilustraciones recortadas de pájaros y pegarlas en las «ramas» de los árboles del *collage*.
> ‣ Un *collage* de postres con ilustraciones de revistas culinarias o del hogar.
> ‣ Un *collage* de *glamour*. Empieza con una gran fotografía del rostro de una mujer y rodéala de minúsculos recortes traslapados, de manera que visto a distancia parezca el pelo.

A medida que vayas familiarizándote con la técnica puedes plantearte un *collage* de fotografías familiares.

MANUALIDADES Tu abuelita solía relajarse haciendo ganchillo o punto de cruz cuando eras pequeño. No hace mucho encontraste sus agujas y algunos rodetes de hilo. Se lo diste enseguida, pero no consiguió recordar para qué servía toda aquella parafernalia y lo dejó a un lado.

Recordando cuánto le gustaba crear cosas, buscaste algo más apropiado. Encontraste libros sobre actividades de manualidades y compraste todo el material necesario: cuadrados de fieltro, bolas de espuma, adhesivo y tijeras de seguridad. Se lo diste, pero de nuevo se lo quedó mirando perpleja. Nada parecía inspirarla. Le dijiste: «Abuela, ¿ves lo que te he traído? Puedes hacer un precioso regalo... Recorta esto..., ahora esto..., dóblalo y pégalo así...».

Pero ella replicó: «Bueno, ¿y por que no lo haces tú si se supone que es tan precioso?». ¡A participar! Seguiste las instrucciones paso a paso, pero a mitad de proyecto, te hiciste un lío monumental. El proyecto no se parecía en nada al modelo. Así que dijiste: «Abuelita, me está quedando muy mal. ¿Qué te parecería seguir tú?».

Habías llegado a una encrucijada: o tirarlo todo a la basura o seguir adelante recurriendo a la imaginación. Tomaste algo al azar, lo recortaste y lo pegaste. Luego, lo pulverizaste con purpurina y pedacitos de hebra o cinta. A los pocos minutos, tu abuela empezó a participar. Era demasiado irresistible.

Cualquiera que sea el resultado, ha pasado un rato entretenido, y por tu parte has descubierto el secreto del éxito: trabajar juntos. También te ha permitido recordar que en lo que se refiere a creatividad no existen reglas ni expectativas de resultados perfectos. Lo más importante es divertirse... ¡juntos!

PINTURA Alguien te sugirió que intentaras introducir a tu padre en la pintura como forma de terapia. ¿A quién? ¿A tu padre? ¿Aquel hombre que siempre pensó que los artistas eran un atajo de desgraciados? Pero lo cierto es que necesitas encontrar algún entretenimiento para él y sabes que le gusta hacer cosas con las manos. Así pues, ¿por qué no probar?

Al igual que con cualquier otra actividad que sugieras por primera vez a tu padre, participa con él. Tú también eres un novato en el tema, de manera que será una aventura para ambos.

Experimentarás con diferentes texturas y colores. Por lo tanto, no es necesario que gastes demasiado en telas o acuarelas con una expectativa de «obra maestra».

Sustitúyelo por planchas de cartón con láminas interiores de espuma de poliuretano y cartulinas de distintos colores. Las pinturas acrílicas dan un buen resultado.

Protege la mesa con papel de periódico o un mantel viejo y extiende una sola hoja de cartulina o una plancha de cartón con espuma para que puedas pintar con tu padre un mismo cuadro. Es esencial que te lo tomes en serio. Utiliza pinceles gruesos y brochas; no te detengas en detalles, y recuerda que la pintura abstracta también es un arte. La finalidad de este proyecto no es reproducir una obra de Rembrandt, sino divertirse. Lo que hace interesante esta actividad es el proceso de crear y experimentar juntos. Quizá no estés haciendo arte propiamente dicho, pero las carcajadas están aseguradas.

Si humedeces el cuadro conseguirás un efecto de acuarela, mezclando un poco los colores. Moja el pincel en un color vivo y haz un gran trazo de extremo a extremo de la superficie. Invita luego a papá a que haga lo mismo con otro color. Repítelo varias veces y pronto aparecerá un amasijo caótico de cromatismos o, por qué no, una atractiva pintura abstracta.

Dile: «¡No está mal! Fíjate en estos colores y estas formas. No sabía que éramos tan buenos artistas. ¿Pintamos otro, o quieres hacerlo tú solo?». Es probable que necesite varias sesiones juntos antes de sentirse lo bastante seguro como para trabajar solo.

ROMPECABEZAS Hace años tu esposa era un genio de los puzzles de mil piezas, esos que tardabas días y días en componer, pero ahora tiene problemas incluso con los de cincuenta piezas. Podrías comprar rompecabezas infantiles con pocas piezas. Recordará su infancia. También puedes hacerlos tú. El número de piezas vendrá determinado por su habilidad. Empieza con cinco o diez piezas grandes. Lo importante es que pueda resolverlos sin estrés.

Cómo fabricar un puzzle

Material necesario: Tablero formado por dos hojas de cartulina y en medio una capa de espuma de poliuretano, adhesivo en espray, cuchillo X-Acto del número 11, hojas de un calendario, imagen a toda página de una revista o fotocopia en color de una fotografía familiar también del tamaño de una página.

Sugiérele que elija la imagen. Aplica adhesivo en el dorso de la fotografía y pégala en una plancha de espuma del mismo tamaño. Déjalo secar unos minutos y luego córtalo en no más de diez piezas con el cuchillo X-Acto. No compliques los perfiles.

(*Véase también*: Actividades; Apoyo secuencial; Dignidad; Elegir; Empatía; Espacio personal; Salidas)

■ ■ ■ ■ ■ ■ ■
Psicólogo

Cuidar de un enfermo de Alzheimer es una experiencia muy dura para casi todo el mundo. Habrá veces en que te sientas tan frustrado que te creas incapaz de soportar un día más. Y cuando te asaltan estos pensamientos, con frecuencia van acompañados de un sentimiento de culpabilidad, lo cual no hace sino empeorar las cosas.

Intenta compartir estos sentimientos con tu familia o con el grupo de apoyo de la Asociación de Familiares de Enfermos de Alzheimer tan a menudo como puedas. Sin embargo, en ocasiones es difícil sentirse completamente libre con el grupo como para liberar todo cuanto abrigas en tu interior, tus sentimientos más recónditos, tus desesperanzas. Si tienes dificultades para abrirte a los demás, considera la posibilidad de acudir a un psicólogo en busca de consejo pro-

P

fesional. Ni que decir tiene que esto no significa que estés loco, pero lo cierto es que reprimiendo tus sentimientos podrías acabar desarrollando una profunda e innecesaria depresión que tal vez, entonces sí, exigiera un tratamiento médico especializado. Necesitas liberar lo que sientes, afrontar cara a cara tus sentimientos y hablar con el especialista para que juzgue lo que hay que hacer. En el hospital es posible que incluso haya algún grupo de apoyo para cuidadores en el que puedas participar.

Desde que tu padre está viviendo contigo, has desarrollado una extraordinaria paciencia y acostumbrado a guardar para ti tus sentimientos. Papá coopera en todo cuanto haces y dices, y la mayoría de las veces actúas correctamente, aunque también estás pagando un precio muy elevado. Es como si todo girara a su alrededor, sus necesidades y su confort, mientras que tus propios sentimientos van quedando relegados poco a poco. Si dudas del acierto o desacierto que supondría buscar ayuda psicológica, considera si algo que pudieras hacer resultaría de ayuda tanto para ti como para él. Sus estados de ánimo y su comportamiento reflejan los tuyos. Si te sientes bien, se mostrará tranquilo y cooperador, pero si estás disgustado, lo percibirá y se sentirá confuso y difícil de tratar. Cualquier tipo de apoyo hará que tu vida y la de papá sean más fáciles.

P

(*Véase también:* Ayuda en casa; Culpabilidad; Depresión; Descanso; Estrés; Familia; Grupos de apoyo; Perdón)

R

■ ■ ■ ■ ■ ■
Rayos X

Los procedimientos radiológicos pueden ser muy estresantes. El ambiente en los laboratorios es frío y oscuro, las superficies son duras y el paciente debe permanecer completamente inmóvil, tumbado o de pie. Esto es especialmente difícil para un enfermo de Alzheimer. Además de la incomodidad o el dolor añadido en caso de ser necesario un examen más a fondo de la lesión.

Imagina que la lesión de tu tía sólo se puede confirmar con rayos X. Explica su estado de demencia al técnico radiólogo y pídele un delantal protector de plomo. De este modo podrás estar a su lado durante la exposición. Sabes que es indispensable para que esté tranquila y se sienta segura. Si se ha lesionado, es un problema que sienta dolor y que le aterrorice ese ambiente desconocido. Tómala de la mano y explícale lo que va a ocurrir con voz suave. Anímala; dile que no va a durar demasiado y que vas a estar con ella. Repítele todas las instrucciones del técnico.

Llegado el momento de contener el aliento, repíteselo y hazlo tú también: «Vamos a inspirar muy profundamente. ¿Estás lista? ¡Allá vamos!» (inspira hondo cuando lo haga ella). «Ahora contén la respiración.» (Haz tú lo mismo.) Con un poco de suerte, todo marchará sobre ruedas y no habrá que repetir las exposiciones. En cualquier caso, dale las gracias por su cooperación y celébralo luego con ella con un buen helado o una taza de té en la cafetería más próxima.

(Véase también: Apoyo secuencial; Dolor; Salud)

■ ■ ■ ■ ■ ■ ■
Reacciones

La palabra que puede crear más resistencia entre tu madre y tú es «¡No!». Incluso en la más leve de las crisis, comprobarás que lo único que consigues usándola para poner fin a un comportamiento es causarle más desconcierto. En estos momentos de tensión, el término «¡No!» carece de significado para ella, que lo único que oye es la estridencia de tu voz. Desde luego, no dejará de hacer lo que está haciendo, sino que se inquietará y se pondrá más nerviosa. En lugar de reaccionar con un «¡No!», intenta interrumpir su conducta, amable pero rápidamente, para moderar la situación.

Imagina que mamá está de pie junto a la encimera de la cocina dando los toques finales a la ensalada. Se dirige al frigorífico, saca un brik de leche de soja chocolateada y empieza a verterla convencida de que es un adobo. Tu instinto te urge un «¡No!». Resiste, acércate a ella y dile: «¡Vaya, mamá! Creo que has sacado la botella equivocada. Anoche me dijiste que querías usar salsa pesto. Es el tarro blanco que está al fondo del frigorífico. ¿Lo ves?».

Si no llegas a tiempo, prueba a distraerla mientras intentas salvar la ensalada: «¿Te quedan arrestos para hacer algo más, mamá? Has trabajado mucho. Si te apetece podrías ayudarme a poner la mesa. Yo terminaré la ensalada».

Evita la reacción «¡No!» aun en el caso de que la situación sea más seria. Imagina que ha colocado un paño de cocina en el fogón cuando lo que pretendía en realidad era poner la tetera al fuego. El peligro de incendio es evidente. Ya imaginas la casa en llamas, de manera que tu instinto te dicta un aterrador «¡No!». No lo hagas. Respira hondo mientras retiras rápidamente el trapo del fogón y lo apagas en el fregadero o pisoteándolo. Rodéala con el brazo e inspira de nuevo mientras dices con la máxima calma de que seas capaz: «Qué buena idea. Me apetece una taza de té. ¿Quieres llenar la tetera de agua? ¿Qué sabor prefieres hoy?».

Este incidente, por cierto, debe hacerte pensar muy seriamente en su seguridad en la cocina. Retira los botones de los fogones para que no se repita.

Tan pronto como crees haber recuperado el control, siempre pasa algo que te atrapa con la guardia baja. Veamos un ejemplo. Imagina que tu madre está esperando en el coche mientras echas una carta en la estafeta de Correos. Regresas en dos minutos. Se ha quitado la blusa. En realidad no sería tan grave a no ser porque no lleva nada debajo.

El aparcamiento está atestado de gente y ella está sentadita como si tal cosa y medio desnuda. Te sientes mortificado y quieres gritarle. «¡Tierra trágame!» Desesperado, decides ingresarla en un centro de día al día siguiente.

Ármate de paciencia y tranquilízate. Respira hondo, cuenta hasta mil, monta en el coche, baja la ventanilla para que entre aire fresco y ayúdala a ponerse de nuevo la blusa. Dile: «Hace mucho calor aquí dentro, ¿verdad? Abriré esta ventanilla y luego te ayudaré a ponerte la blusa. Creo que deberíamos tomar una limonada bien fría. ¿Qué te parece la idea?».

Mamá no pretende disgustarte. En su estado de confusión, puede ser incapaz de pensar más allá de su más inmediata preocupación, en este caso, refrescarse. Es probable que ni siquiera se dé cuenta de que está en el coche. Si le gritas o regañas, se sentirá avergonzada por algo que ya ha sucedido y que tiene solución. Asimismo, a causa de sus problemas de memoria es posible que no sea capaz de asociar tu reacción con el hecho de haberse quitado la blusa en público.

R

Imagina que un día oyes un zumbido procedente del garaje. Tu padre se ha levantado del balancín. Te apresuras al garaje y allí está, en su banco de trabajo con la sierra portátil en la mano y un pequeño listón. La receta ideal para un buen desastre. Cuando entras está empezando a cortar.

Tu instinto te aconsejaría gritarle para que parara, pero en este momento te das cuenta de que tu estallido podría sobresaltarlo y cortarse. Por difícil que parezca, has aprendido a contener tus reacciones inmediatas y a mantener una relativa calma.

Te acercas rápidamente a él y dices: «Papá, ¿puedo interrumpirte? Me gustaría mucho ver lo que estás haciendo. Sabes tanto de carpintería. Siempre aprendo cuando trabajas. Pero ¿qué te parece si primero comemos? El almuerzo está listo y pareces hambriento. Luego, por la tarde, podemos continuar, ¿de acuerdo?».

De este modo evitarás un accidente potencial con una distracción, al tiempo que lo elogias demostrando tu interés en sus proyectos.

(*Véase también:* Apoyo secuencial;
Comunicación; Dignidad; Empatía;
Entretenimiento; Espacio personal; Proyectos;
«Soy normal»)

■ ■ ■ ■ ■ ■ ■

Realidad

Tu esposa tiene graves trastornos de la memoria. A menudo vuelve a vivir una experiencia pasada en lugar de recordarla. Se halla en la realidad de una memoria particular en la que todo sucediera de nuevo. Te será más fácil comunicarte con ella si le sigues la corriente y entras en su realidad. Considera cada momento vivido como lo que era en su pasado. Se refugia cada vez más en sus recuerdos. ¿Quién puede culparla? Después de todo, el presente es tan confuso. También es importante recordar que la enfermedad de Alzheimer destruye las células cerebrales que rigen la memoria a corto plazo.

Has mantenido una relación tan estrecha con ella que jamás se te había pasado por la cabeza que las cosas pudieran ser tan diferentes. Ahora te das cuenta de que aunque tiene todo el aspecto y la voz de tu esposa, la persona que conocías ya no vive en su interior. Te sientes triste y enojado. En realidad, ya no está aquí. Es otra persona. La sacudirías y abofetearías para que emergiera la persona «real» que lleva dentro de ese cuerpo tan familiar.

Muchos de nosotros creemos erróneamente que si insistimos en recordar al enfermo que su realidad es equivocada o alocada y sin sentido, conseguirá recordar y todo volverá a ser como antes. Pero no es así. Lo mejor que puedes hacer ahora es aceptar la nueva persona en la que se ha convertido.

En ocasiones no puede recordar cosas que acaban de suceder. En cambio, es capaz de revivir un acontecimiento de hace treinta e incluso sesenta años. Podría decirte: «Mamá me está preparando la comida y tengo que volver a casa ahora mismo o se enfadará». Está en la «realidad» de su infancia. No la presiones para regresar al presente con cosas tales como: «¡Vives aquí! ¡Ésta es tu casa! ¡Estás conmigo y tu madre murió hace mucho tiempo!».

Consciente de que sus *flashbacks* son completamente reales para ella, comparte su experiencia. Rodéala con el brazo y di: «Tu mamá ha llamado y ha dicho que más tarde vendrá a recogerte. Quiere que cenemos sin esperarla». Esto parece satisfacerla en este momento, y cuando haya terminado de comer lo habrá olvidado todo. Recuerda que cuando utilizas esta respuesta amable, estás respetando sus pensamientos y sentimientos. En cualquier caso, lo que le has dicho responde a la verdad, pues se basa en su realidad.

R

Imagina que estás preparando la cena cuando tu padre entra bruscamente en la cocina con sus botas de goma y un chubasquero. Está furioso porque su amigo Roberto se retrasa: «¿Dónde está este muchacho? Sabe que tenemos que marcharnos al lago al atardecer. Siempre llega tarde. No sé por qué me molesto en...».

Papá y Roberto eran buenos amigos en la adolescencia y compartían su pasión por la pesca. De nada serviría discutir con él y decirle que está «aquí y ahora», que ha cumplido los ochenta y que su amigo falleció hace dos años. En este momento, tu padre vuelve a tener dieciocho. ¿Qué lo tranquilizaría en este momento?

Prueba con una mentirilla para distraerlo, algo así:

«Ha llamado Roberto y dice que te recogerá después de comer. Deja que cuelgue tu chubasquero hasta que tengas que irte. Es demasiado incómodo llevarlo en la mesa, ¿no crees? Por cierto, papá, ibas a contarme no sé qué de esa extraña herramienta que vimos ayer en la ferretería. Dijiste que era una especie de sierra. Te la describiré...».

Pronto habrá olvidado la pesca y a su viejo amigo.

(*Véase también:* Aceptación; Empatía; Mentirillas; «Soy normal»; Validación)

■ ■ ■ ■ ■ ■ ■

R

Recuerdos

A medida que la enfermedad va progresando, tu abuelita perderá muchos de sus recuerdos o quedarán tan fragmentados que carecerán de sentido para ella. Por otra parte, los recuerdos de su infancia y adolescencia pueden estar intactos. Es como si su vida fuera una cinta de vídeo que se va borrando hacia atrás con el avance de la enfermedad. Puede llegar el momento en que ni siquiera recuerde haberse casado o haber tenido hijos. Es pues muy probable que confunda a cualquier miembro de la familia con sus hermanos o sus propios padres.

Por ejemplo, su nieto puede tener un aspecto físico muy parecido al que tenía su hermano a la misma edad, de manera que cuando la visita, lo saluda con una amplia sonrisa y lo llama por el nombre de su hermano. Como es natural, quedará asombrado e incapaz de reaccionar. Se quedará sin palabras. Pero lo cierto es que el comportamiento de la abuela tiene perfecto sentido cuando se toma en consideración la forma en la que el Alzheimer está afectando a su memoria a corto plazo.

MOTIVACIÓN Con frecuencia, la motivación ayuda a un enfermo de Alzheimer a recordar historias y detalles que de lo contrario habría olvidado. Por ejemplo, después de una visita a otro familiar, podrías decir algo así a tu padre: «Papá, ayer cuando estuvimos con tu hermana, explicaste un montón de cosas de cuando eras pequeño. Te lo pasaste tan bien recordando aquellos viejos tiempos, y ella parecía feliz». Luego repite una buena parte de su conversación para motivarlo a participar. No se sentirá presionado y es muy posible que recuerde algo concreto y que su memoria fluya mejor.

Aprovecha la ocasión y disfruta nuevamente de aquella historia. Contarla una y mil veces parece entusiasmarle, aunque temes ser incapaz de contener un «¡Por Dios! ¡Otra vez no!». Ten paciencia, y en lugar de mostrarte desinteresada, espera a que se produzca una pausa y aprovéchala para desviar su atención con una pregunta que pueda estimular una nueva experiencia de aquellos tiempos: «Me encanta escuchar tus historias con tu hermana. Me preguntaba si jugabas a los mismos juegos que yo cuando era pequeña. ¿Jugabas a "Simón dice" o a... (cita un juego al que te había visto jugar de niña)?».

Esto podría sugerir nuevos relatos, aunque también es posible que continúe repitiendo el mismo de su hermana, el

R

único que retiene en su banco de memoria. Si es éste el caso, podrías formularle una pregunta más general: «¿Tenías que caminar mucho para ir a la escuela cuando eras pequeño?». Es una pregunta bastante más segura, pues prácticamente todos los niños iban caminando a la escuela.

También podrías iniciar una conversación acerca de un recuerdo compartido. «¿Sabes qué es lo que más echo de menos? Escuchar la radio contigo y con mamá cuando era pequeña. Había un programa que nos gustaba muchísimo. ¿Cómo se llamaba? No me acuerdo. ¿Te acuerdas tú?»

Puede reconfortar a tu padre oír que también tú tienes, de vez en cuando, problemas para recordar cosas. Independientemente de lo que consiga recordar, síguele la corriente, aunque a decir verdad es probable que recuerde mejor el nombre del programa que el de su esposa. Puedes estar pensando en un concurso y que él mencione el título de una radionovela. ¿Qué mas da? Lo que realmente importa es hablar y recordar (o imaginar) experiencias compartidas.

DIFICULTADES Evita a toda costa poner a prueba la memoria de tu padre con preguntas que exijan un recuerdo específico, como por ejemplo: «¿Cuántos hijos tienes?», «¿dónde vivías?» y «¿cuántos años tenías?».

Tal vez te moleste que ni siquiera recuerde a sus propios hijos, pero descubrirás que si fuerzas la situación, sólo conseguirás deprimirlo y hacer que se sienta desdichado.

«¿No te acuerdas de...?» y «¿Recuerdas...?» son preguntas que pueden provocarle pánico al darse cuenta de que no puede recordarlo cuando cree que debería. Dicho de otro modo, este tipo de preguntas enfatizan su estado de demencia.

Cuéntale algo que acaeció o háblale de una persona a la que conoció. Añade detalles hasta que creas que empieza a recordar algo. «Fue hace mucho tiempo, de manera que es posible que no lo recuerdes», o «Lo conociste hace meses y había muchísima gente en la fiesta. Me sorprendería que lo recordaras». Si lo haces así, le estás arrojando un salvavidas y le alivias la presión.

EXCEPCIONES Preguntas tales como: «¿Tenías alguna asignatura favorita en la escuela?» o «¿Te gustaba la Navidad?», o también «¿Te gustaba el Ford modelo T?» son tan amplias que quizá recuerde algo. En cualquier caso, si no responde, no importa; incluso él es consciente de que se trata de una conversación intrascendente.

(*Véase también:* Comunicación; Escuchar; Preguntas; «Soy normal»; Validación)

Reír

Tu primo Emilio es un humorista excepcional. Es capaz de provocar carcajadas en cuanto empieza a hablar. Sin embargo, no quieres que se dé cuenta. Ríete con él, nunca de él, y procura encontrar algo de lo que reíros los dos. La risa alivia el estrés y ayuda a Emilio a darse cuenta de que no tomas en serio sus errores.

El chocolate, el ejercicio, los abrazos y la risa aumentan los niveles de endorfinas en el organismo y fortalecen el sistema inmunológico. Son armas muy poderosas para la salud y el bienestar. Ahora que sus pensamientos son cada vez más confusos, tu primo se sentirá mucho mejor si lo ayudas a enfocar la vida cotidiana con sentido del humor.

Dado que estos días lo está olvidando casi todo, quizá le gustaría un poco de ironía sobre algo que también tú hayas olvidado. Cuando se presente una ocasión para reír, dile algo así: «No vas a creerlo, Emilio, pero esta mañana no podía recordar dónde había dejado las gafas. Las busqué por toda la casa, incluso debajo de la cama. ¿Y sabes dónde estaban?

R

199

¡Las llevaba puestas! No me di cuenta hasta pasar por delante del espejo y verlas por el rabillo del ojo. ¡Me reí tanto!».

Las mejores risas son fruto de las experiencias propias. Echa la vista atrás y procura recordar anécdotas divertidas que te hayan ocurrido. Incluso puedes anotarlas y contárselas a Emilio de vez en cuando: «¿Te he contado alguna vez que...».

También puedes coleccionar libros y vídeos humorísticos. Cómpralos en la librería, en la sección infantil, y busca comedias clásicas.

(*Véase también*: Actitud; Ejercicio; Empatía; Humor; Juegos; Juegos de palabras)

■ ■ ■ ■ ■ ■ ■
Repeticiones

Ahora que ya llevas viviendo algún tiempo con tu abuelo aquejado de demencia, te has acostumbrado a repetir las instrucciones con calma y sin perder la paciencia tantas veces como es necesario. Imagina que está intentando ponerse los zapatos. No consigue ingeniárselas con la posición del pie, de manera que lo ayudas a ponerse primero uno y luego el otro mientras le explicas: «Pondremos este zapato aquí delante, mete los deditos del pie y luego el resto del pie. ¡Así! ¡Muy bien!».

A continuación repites lo mismo con el otro zapato. Suele ser un verdadero fastidio repetirlo todo hasta la saciedad, siempre lo mismo, una y otra vez, pero lo cierto es que te has acostumbrado a utilizar el apoyo secuencial a la hora de vestirlo, comer, bañarlo, pasear y otras actividades que pueden desconcertarlo. Tu actitud amable y cariñosa le da seguridad. Cada vez que consiga algo difícil para él, dale un tierno abrazo.

Tu tío Teodoro cuenta las mismas viejas historias tan a menudo que te las sabes de memoria, aunque tiene serios problemas para recordar dónde está el cuarto de baño o cómo se sostiene un tenedor. Es una buena idea poner rótulos o señales (flechas por ejemplo) que lo orienten hasta el baño, y poner el tenedor en su mano mientras se lo llevas a la boca.

Explícale pacientemente los movimientos: «Aquí está el tenedor, tío Teo. Lo sujetas con esta mano, luego recoges un poco de comida y te la llevas a la boca». Con un poco de suerte lo recordará en el bocado siguiente, pero también es posible que tengas que repetir todo el proceso y la explicación varias veces durante la comida. Es difícil controlar los nervios con tan continua repetición, y alguna que otra vez no has conseguido reprimirte y has exclamado: «¡Pero si te acabo de enseñar cómo se hace!».

Por desgracia, cuando lo haces, le recuerdas su problema. Reaccionará con una creciente confusión. Tranquilízalo y ayúdalo a comer durante un ratito. Recuperará la serenidad y podrás empezar de nuevo.

(*Véase también:* Apoyo secuencial; Comunicación; Preguntas)

■ ■ ■ ■ ■ ■ ■
Restaurantes

Salir a comer a un restaurante es siempre una ocasión muy especial para tu hermana. Mira atentamente el menú aunque esté boca abajo, y si bien sigue recordando el concepto de leer, lo cierto es que ya no sabe cómo se hace. Deja que mire su menú mientras se lo lees en voz alta, haciendo hincapié en su plato favorito: «Mira, tienen tu plato preferido. ¿Quieres tomarlo hoy o prefieres probar algo nuevo?».

Cualquiera que sea su respuesta, encarga algo que sepas que podrá comer sin demasiadas dificultades, y cuando lo sirvan, muéstraselo con una amplia sonrisa: «¡Aquí está lo que has pedido! Parece delicioso». Tal vez se sienta confundida si hay varios tipos de alimentos en su plato o demasiados cubiertos.

Pide al camarero otro plato para separar la comida de tenedor de la que se puede comer con las manos y sírvele un alimento cada vez. Dale el tenedor y luego el cuchillo o la cuchara, dependiendo del cubierto que corresponda. Es importante para su dignidad que continúe utilizando correctamente los cubiertos durante el máximo tiempo posible. Si no es capaz de usar el cuchillo son eficacia o con seguridad, encarga un plato que no haya que cortar o córtaselo tú.

Imagina que tu hermana quiere un sándwich, pero ha olvidado cómo se sujeta. Puedes cortárselo a pedacitos para que pueda comerlo con un tenedor o pedir al camarero que traiga el contenido del sándwich sin el pan en un plato.

Dale tiempo para comer; deja que vaya a su ritmo. Procura frecuentar cafeterías o *buffets* en los que los camareros no reciben propinas ni tienen que devolverte el cambio al pagar. De este modo podrás tomarte tu tiempo, sin apresurarla. Sin embargo, es importante comer en un restaurante de vez en cuando para que tu hermana se sienta elegante y especial. Procura evitar las horas punta. Se sentirá mal si el local está atestado de gente.

De regreso a casa, puedes hablarle de lo bien que has comido y hacer planes para volver otro día. Reitérale lo bien que lo has pasado. También puedes comparar y comentar los ingredientes del menú; estimularás su memoria inmediata. Y repite varias veces cuánto has disfrutado compartiendo esta experiencia con ella. Los restaurantes constituyen excelentes temas de conversación, pues todos tenemos opiniones fundadas sobre lo que nos gusta y lo que no.

(*Véase también:* Ambientes multitudinarios; Apoyo secuencial; Comer; Dignidad; Salidas)

■ ■ ■ ■ ■ ■ ■
Rutinas

A menudo las rutinas son muy importantes para los enfermos de demencia. Una rutina les da seguridad en sí mismos, pues saben cuál es la hora del baño, la de calzarse o la de comer. Tu madre creció en una familia que seguía reglas estrictas, e incluso ahora le sigue gustando hacer las cosas de una forma determinada y en determinados momentos. La familiaridad del hábito la reconforta.

Pondrá la mesa, con cada cubierto en su sitio exacto día tras día, las servilletas perpendiculares y las sillas invariablemente orientadas en una dirección particular en la mesa. Casi a diario insistirá en que la cena debería estar lista a tiempo. Tu estilo de vida personal suele ser más relajado, de manera que puede resultar molesto tanto control e inflexibilidad.

Pero para alivio de mamá, estás aprendiendo a adaptar tu vida al tictac del reloj. Cuando se siente feliz la vida es muchísimo más fácil para los dos. Asimismo, has sacado partido de su pensamiento casi obsesivo colocando rótulos con la hora del baño semanal. Lo que solía ser un combate a brazo partido se ha convertido en algo relativamente simple, pues si se resiste a bañarse, simplemente puedes señalar el rótulo que cuelga de la pared del cuarto de baño: «Veamos, aquí dice: hora del baño, miércoles a las 2 del mediodía. Hoy es miércoles y mi reloj señala las dos. ¿Y el tuyo? Te ayudaré. Abriré el grifo mientras eliges el jabón».

R

Puedes etiquetar los artículos de higiene personal: «Jabón de mamá», «Toalla de mamá», «Hora del baño de mamá: los miércoles». Te ayudará a mantener la rutina.

(*Véase también:* Apoyo secuencial; Bañarse; Comer; Salud dental; Vestirse; WC)

R

S

■ ■ ■ ■ ■ ■ ■
Salidas

Salir de casa le sienta muy bien a tu marido. Quizá no recuerde exactamente adónde fue, pero parece estar rejuvenecido y más relajado al regresar. Más tarde, durante la cena, puedes contarle la «historia» del día. Es posible que recuerde algo y se muestre participativo. En caso contrario, se limitará a escuchar un relato que le parecerá maravilloso.

La última vez que exploraste a conciencia tu ciudad fue con ocasión de las salidas en la escuela primaria, cuando tenías nueve o diez años. Últimamente has llevado a tu marido a visitar museos, galerías de arte, bibliotecas y parques. Programa una escapada semanal los dos juntos.

BIBLIOTECAS Tu madre sigue creyendo que es una ávida lectora aunque casi nunca pasa de la primera página, que lee y relee hasta la saciedad. Una salida a la biblioteca puede agradarle y ayudar a llenar el día.

Si le gustan los jardines, busca un libro ilustrado de flores, pero asegúrate de abrirlo por una página con fotografías. De lo contrario, no le interesará. Puede ser un buen momento para la evocación. Es probable que recuerde cuando cuidaba de su jardín. En caso contrario, siempre puedes entretenerla creando historias ricamente detalladas sobre jardines de fantasía.

Es posible que también le gusten los libros de manualidades, de poesía y relatos cortos para leer en voz alta. Si la biblioteca dispone de una sección de discoteca, podrías elegir algún CD de sus melodías preferidas y pasar un buen rato escuchando música. Asimismo, muchas bibliotecas tienen excelentes colecciones de vídeos de *National Geographic* y otros documentales sobre la naturaleza.

DE COMPRAS Papá se fatiga con facilidad; procura no cargar demasiado cuando lo lleves de compras. Ya te has acostumbrado a acomodar tu ritmo al suyo, hasta el punto de que en realidad te gusta tomarte la vida con más calma. Qué poco imaginabas que incluso ir a la ferretería podría ser entretenido, pero lo cierto es que tu padre te organiza un «tour» describiéndote minuciosamente las aplicaciones de innumerables tuercas, tornillos, martillos e incontables herramientas. En casa puede parecer confuso, pero allí, en su elemento, recupera la perdida energía y la seguridad en sí mismo. La ferretería es su campo de batalla y puedes oír con deleite el hombre que solía ser. Habrá días en que querrá quedarse hasta la hora de cerrar.

Quizá tengas que visitar tres o cuatro ferreterías diferentes hasta de dar con una en la que el personal y el dueño sean lo bastante comprensivos como para permitirle mirar y remirar sin pedirte que compres algo. Incluso podría ser que algún empleado hablara un poco con él y «discutiera» cuestiones «técnicas», y le guardara revistas y catálogos para su taller en casa.

Hace años que vas al centro comercial con tu amiga Susana, pasando la mayor parte del día mirando escaparates. Le gusta entrar en algunas tiendas favoritas, probarse algunas cosas y luego comer en la cafetería. Se lo pasa siempre divinamente, y procuras organizarte de manera que todo lo que necesitas lo puedas comprar aprovechando estas salidas, tanto si se trata de prendas de vestir, zapatos o comestibles en el supermercado.

A Susana le encanta ayudarte a elegir tu ropa, pero a veces quiere comprarte algo que no es de tu agrado. Cuando

206

estés en la caja, puedes sustituirlo por otra cosa, procurando claro está que no te vea hacerlo para no herir sus sentimientos. Dejar que elija vestidos para ti hace que se muestre más predispuesta a que elijas tú los suyos.

En el supermercado quizá tengan sillas de ruedas con cestas para la compra pequeñas pero suficientes si no vas a comprar demasiado. Podrías aprovechar la ocasión para vivir una «aventura», aunque sólo vayas a comprar un artículo, como un frasco de sales de baño o un kilo de tomates. Explora algo nuevo: hojas de parra rellenas griegas si eres noruego, o albóndigas suecas si eres español. También puedes sugerirle que cuente cuántas marcas diferentes de guisantes en conserva hay. Lo que busques no importa siempre que compartas con ella una nueva actividad.

Una vez en casa háblale de la experiencia vivida y de las cosas que ha visto. Es posible que no recuerde bien lo que ha hecho durante el día, pero en realidad no importa. Lo verdaderamente importante es que sepa lo mucho que has disfrutado en su compañía y que estás encantada con lo que te ha comprado. Por cierto, con las sales de baño lo pasará muy bien. Además, son relajantes. Dile: «Me he divertido mucho esta mañana en el supermercado. Será estupendo probar tus nuevas sales de baño. ¡Y huelen a manzana! ¡Qué maravilla! Con lo que me gustan a mí las manzanas. Deberíamos ir otro día, ¿no te parece?».

EN COCHE Imagina que habías planeado llevar hoy a tu esposa a la biblioteca, pero te das cuenta de que se te ha hecho tarde. Está nerviosa, de manera que decides llevarla de paseo en coche. Dile algo así como «Cariño, siento claustrofobia. Necesito salir. ¿Te apetece dar un paseo en coche?».

No tiene por qué ser un trayecto largo. Lo importante es que sea agradable y distraído. Puede ser por el vecindario, sin correr, y hablar de lo que ves por el camino: la hierba demasiado alta que habría que segar, unas grandes flores azules u otras amarillas más pequeñas, un perro o un camión de la basura haciendo su ronda. Tu esposa pasará un buen rato conversando de cosas intrascendentes, y aunque muchas de las cosas que diga no tengan ningún sentido para ti, síguele la corriente con entusiasmo. De vez en cuando dale a elegir: «Cuando lleguemos al semáforo, ¿a la derecha o a la izquierda? ¿Qué prefieres? También podemos seguir recto».

Tal vez termines viajando en círculos, pero ¿qué más da? Por lo menos no es aburrido y ella se sentirá más segura de sí misma al poder tomar decisiones. Prolonga el paseo mientras se muestre interesada, aunque es probable que se canse pronto. Una vez en casa, durante la cena, háblale de la experiencia.

Puedes decir: «¡Vaya viaje! Me he divertido mucho dejando que eligieras el camino. Lo he pasado muy bien. He visto calles que no sabía ni que existieran. Y flores muy bonitas. Me han recordado nuestro jardín, aunque tus flores son mucho más bonitas. Siempre has sido una jardinera extraordinaria».

Es posible que le guste que le hables de experiencias que has vivido con ella, pero ten en cuenta que probablemente no recordará hechos concretos. Evita pues «¿Recuerdas...?». Prueba con algo así:

«Y hablando de flores, ¿sabes cuál es uno de mis primeros recuerdos de nosotros dos? Cuando te ayudé con los tulipanes y metí la pata. Eras tan dulce. Me diste las gracias por ayudarte sin enfadarte. ¡Había echado a perder el parterre de tus flores más delicadas! Cada vez que veo un tulipán me acuerdo de lo que sucedió. ¿Te extraña que siempre compre flores artificiales?».

GALERÍAS DE ARTE A tu amiga Leo siempre le han gustado las exposiciones de arte, de manera que has recopilado información sobre los museos y galerías para salir con ella. Cuando la lleves a una que le haya gustado muy especialmente, habla con el personal del local acerca de su demencia. La próxima vez conocerán su situación y se sabrá conocida e importante.

No olvides pedir al encargado programas publicitarios de exposiciones anteriores para que luego pueda hacer proyectos de collage o pegarlos en un álbum.

MUSEOS Paseando con tu padre has descubierto un museo de entrada libre un día a la semana para las personas de la tercera edad. Afortunadamente disponen de sillas de ruedas, de manera que cuando está cansado, puede usar una. Dile: «¡Qué suerte!, ¿no te parece? Aquí tienen una silla de ruedas. Sí, ya sé que no la necesitas, pero esto es muy grande y hay mucho que ver. Te será más cómodo».

Llévalo a las secciones que sabes que son de su interés. La tarde tal vez se haga corta. A menudo nos sentimos presionados a mirarlo todo cosa por cosa en los museos. Evítalo. Se trata de que papá se divierta y se relaje.

PICNICS Tú y tu hermano Miguel habláis muchas veces de aquellos estupendos picnics de la infancia. Y puestos a evocar, lo primero que os viene a la cabeza son los placeres: la ensalada de patata de la abuela, la tarta de manzana de la tía Asunción y los partidos de fútbol. Las hormigas, las moscas y los inoportunos chaparrones se olvidan pronto. Organiza picnics y llévalo al campo o al parque. Aprovecha los paseos en coche para localizar lugares adecuados.

Un hermoso día de verano llenas la cesta con un mantel a cuadros y un par de platos de plástico de colores, pero sólo una botella de zumo y unos cuantos crackers, más que suficiente para un par de horas. Dejando a un lado las molestias habituales de escarabajos y viento, los bancos de madera son incómodos; demasiado duros para el «trasero» de un señor de edad. No hace falta mucho tiempo.

Con demasiada frecuencia la idea de un picnic es mucho más divertida que el hecho en sí, pero basta media hora para poder disfrutar más tarde de horas de recuerdos.

S

Cuando pases por un lugar de picnic en coche durante paseos posteriores, puedes decirle: «Mira, Miguel, ahí está nuestro banco favorito para picnics a la sombra de aquel gran árbol. Qué bien lo pasamos allí. Podríamos volver otro día, ¿no crees?».

Es posible que el próximo picnic no sea sino hasta el verano siguiente, pero entretanto puedes hablar de ello y planificarlo. Utiliza la idea de los picnics en tus juegos de fantasía en invierno. Procura describirlo con mil y un detalles mientras lo «organizas» y anima a tu hermano a dar ideas. A menudo, estas charlas sobre sus actividades preferidas pueden estimular recuerdos. Ten a mano un casete.

(*Véase también:* Actividades; Ambientes multitudinarios; Bañarse; Caminar; Conversaciones; Discusiones; Espacio personal; Identificación; Proyectos; Restaurantes; Vagabundear; Volver a casa)

■ ■ ■ ■ ■ ■ ■
Salud

Las personas de edad avanzada suelen ser más vulnerables a las infecciones, tener reacciones adversas a los fármacos y sufrir otros trastornos de la salud. La nutrición, el ejercicio y los chequeos físicos regulares son muy importantes. Busca un especialista con experiencia en este tipo de personas. También es una buena idea relacionarse con el personal de apoyo del médico; podrás pedirles consejos generales, y con su orientación resolverás muchos problemas que no son lo bastante graves como para acudir a la consulta.

CHEQUEOS REGULARES Por lo que puedes observar, tu madre se encuentra bien. Aun así vigilas su salud, pues ya no es capaz de decirte cuándo se siente mal. Te aseguras de que siga una dieta sana y la llevas periódicamente al médico para que la examine. Pero antes de ir, deberías hacer algunas cosas. Confecciona una lista de su ingesta de alimentos y líquidos, y lleva todos los medicamentos y suplementos. Anota tus preocupaciones y dudas. Es más fácil pensar en los detalles cuando no se está bajo presión. Puedes entregarlo todo a la enfermera al llegar para que el médico pueda revisarlo todo con antelación.

En la primera visita a un nuevo especialista, habla de la comunicación. Di al personal que mamá debería poder participar en las conversaciones a pesar de su déficit verbal. En la consulta, si el médico parece ignorarla o la trata como a un niño, dile que es muy probable que comprenda lo que está diciendo de ella aunque no pueda responder, y que no le gusta que le hablen como si fuera un bebé.

Al llegar a la consulta, explica a tu madre con calma el motivo de la visita: «Mamá, hemos venido para que te hagan una revisión. Lo hacemos cada seis meses. Pareces estar bien. Sólo queremos asegurarnos de que es así. Primero entraremos en el despacho de la enfermera para que compruebe tus constantes vitales, te tomará una muestra de sangre y la temperatura. Ya sabes, cosas así».

Si es necesario di: «Ahora la enfermera te pesará. Te ayudaremos a subirte a la báscula, ¿de acuerdo? No queremos que te caigas». Así que ahí estás, en la sala de examen, esperando, y por supuesto mamá, transcurridos un par de minutos, te pregunta de nuevo dónde está y que hace allí. Y tú vuelves a empezar: «Hemos venido a hacerte un chequeo. Por lo que sabemos, no te ocurre nada. Ahora esperaremos aquí a que venga el doctor y te visite. ¿Hay algo que quieras decirle?».

Al preguntárselo, tendrá la sensación de controlar una situación que tal vez la asuste. Como siempre, da por sentado que comprende todas las conversaciones aunque sea incapaz de expresarse.

S

211

Informa al médico de las visitas a otros profesionales de la salud, tales como el odontólogo, el oftalmólogo o el podólogo, y quizá con el psiquiatra o neurólogo. Es muy importante comentar cualquier cambio súbito en la salud, capacidad de comprensión u orientación que se haya producido recientemente. Infórmale también de cualquier cambio en su medicación o plan de tratamiento.

Pregúntale todo cuanto te preocupe, y si utiliza términos que no conoces, pídele que te los explique. Ninguna pregunta es «tonta» ni está de más cuando se trata de hablar con un médico.

TRASTORNOS COMUNES DE LA SALUD

Existen varios trastornos a los que debes prestar atención y comentar con el médico. Pídele una descripción de síntomas y recomendaciones sobre lo que deberías hacer si aparecen. Algunas de estas condiciones pueden ser inocuas, y un desplazamiento al servicio de urgencias sería inútil y podría empeorar su estado de ánimo.

Miniinfartos (ataque isquémico transiente, AIT). El enfermo de Alzheimer puede perder momentáneamente la capacidad de movimiento del lado derecho o izquierdo del cuerpo, o tal vez quedar afectada el habla. En algunos casos se puede producir una pérdida de consciencia. Llama al médico de inmediato y coméntaselo (Johnston y otros, 2000). Si cree que se trata de AIT y el paciente no está tomando aspirina, pregúntale si podrías administrarle una dosis infantil cada día.

Procura que esté lo más cómodo posible y no te sorprendas si su estado de confusión empeora; probablemente se recuperará en algunas horas. El AIT casi nunca deja síntomas detectables, pero si es el caso, puede ser un signo de un infarto ligeramente más grave. Aun en estos casos, mejorará en días o semanas.

Respuesta vagal. El nervio vago controla determinadas funciones automáticas en el cuerpo. Así, por ejemplo, contribuye a regular el pulso cardiaco y las secreciones ácidas en el estómago. Una respuesta vagal puede tener su origen en el estrés, calor excesivo o aumento repentino de la actividad digestiva. A menudo aparece inmediatamente después de una comida copiosa y los síntomas son espectaculares. El enfermo puede vomitar y perder el conocimiento, aunque no suele suponer un riesgo para la vida.

Échalo, a ser posible de lado, para facilitar la respiración y espera a que se recupere. Quizá adviertas una cierta somnolencia durante algunas horas después del episodio vagal. Debes informar al médico cada vez que le ocurra, pues en ocasiones la causa puede ser incierta y tratarse de un trastorno tratable o de otro más grave, como la arritmia cardiaca (Horton, 2002).

Osteoporosis. Muchas personas de edad avanzada sufren debilidad ósea. Los enfermos de Alzheimer son especialmente propensos a desarrollar este trastorno, la causa más común de fracturas, casi siempre de cadera o muñeca, aunque las de costilla y vértebra también son frecuentes. Incluso un fuerte estornudo o sujetarse con mucha fuerza puede provocar una fractura ósea.

Dado que suelen caminar todo el día por la casa, estos pacientes son muy vulnerables a las caídas, sobre todo después de un empeoramiento de su estado que afecte al equilibrio de las habilidades motrices al andar. Para evitar tropezones y caídas, retira las alfombras, los taburetes bajos y las otomanas. También podrías instalar barras en la bañera y junto al inodoro. Una cómoda junto a la cama puede

S

reducir la probabilidad de que se levante a media noche para ir al baño sin vigilancia y se caiga.

Púrpura senil. Es una coloración violácea de la piel que suele aparecer en las extremidades, especialmente en los antebrazos y espinillas. Puede estar provocada por una sujeción fuerte. Causada por filtraciones de los vasos sanguíneos subcutáneos, puede desaparecer por sí sola o no. Las personas más jóvenes tienen capas de grasa que disimulan este tipo de manchas amoratadas tan habituales. En ocasiones pueden parecer lesiones graves y asustar a quienes no están familiarizados con esta condición, confundiéndolo fácilmente con un signo de malos tratos físicos (Feinstein y otros, 1973).

Desgarros cutáneos. Al envejecer perdemos la capa protectora de grasa en la piel, que puede quedar muy frágil. Aplica con frecuencia masajes en el cuerpo de tu madre con lociones grasas. Algunas áreas de la piel pueden haberse debilitado tanto que incluso se produzcan considerables desgarros. Pueden parecer graves, pero habitualmente no requieren sutura, aunque sí un vendaje suave. Existen vendas especiales para este problema. Llama al médico para que te aconseje.

Infecciones del tracto urinario (UTI). Las UTI son comunes en la tercera edad. A menudo los varones de avanzada edad experimentan un agrandamiento de la próstata, que predispone a las UTI. Tanto en hombres como en mujeres, la evacuación de la orina es dolorosa, con una sensación de quemazón, y suelen ir al baño con mucha frecuencia. También es posible que hayas observado que la orina tiene un color más oscuro de lo normal y un olor muy fuerte.

Deberías consultar al médico, que probablemente le recetará antibióticos. El zumo de arándanos está muy indicado. La deshidratación es una de las causas más comunes de las UTI.

Las UTI no detectadas, o cualquier infección en general, puede ocasionar un empeoramiento súbito y espectacular del estado de confusión y de todos los demás síntomas del Alzheimer. Cuando se trata el trastorno, el enfermo suele mejorar. De ahí la importancia de acudir al médico en caso de advertir cualquier cambio repentino en el estado mental del paciente.

(*Véase también:* Apetito; Cuidado de los pies; Demencia; Dieta y nutrición; Ejercicio; Enfermedad de Alzheimer; Estrés; Hospital; Incontinencia; Medicación; Muerte; Ojos y oídos; Papeleo; Píldoras; Salud dental; Tratamientos alternativos; Tratamientos farmacológicos del Alzheimer; Vitaminas)

■ ■ ■ ■ ■ ■ ■
Salud auditiva

Últimamente tu madre parece tener problemas de oído y te preguntas si no necesitaría llevar un dispositivo auditivo de ayuda. La llevas al médico para que la examinen y descubres que sólo se trata de una acumulación de cera en los oídos. Una rápida limpieza solucionará el problema. Después de la visita, decides llevarla a revisión cada pocos meses.

Pero si lo que le pasa en realidad es que es dura de oído, deberás tomar difíciles decisiones. Las personas tienen que aprender a usar un dispositivo auditivo, e incluso un enfer-

S

mo de Alzheimer que ya lo haya utilizado antes, ahora tendrá dificultades con los ajustes.

Existen tratamientos que puedes comprar sin receta en la farmacia. Asimismo, por televisión se vende una amplísima gama de auriculares inalámbricos, y para uso general, basta un amplificador de sonido que funciona con un simple conector. Ten en cuenta que, con este último dispositivo, la voz de mamá también se amplificará. Díselo, pues podría asustarse.

(*Véase también:* Lenguaje corporal; Salud)

■ ■ ■ ■ ■ ■ ■
Salud dental

Los dolores de muelas, enfermedades de las encías y otros problemas dentales pueden agravar la enfermedad de Alzheimer. Es pues una buena idea llevar a tu tío al odontólogo para que le realicen una limpieza de boca y una revisión cada tres o cuatro meses. De este modo es posible detectar cavidades antes de que se conviertan en un problema grave. Un dolor de muelas puede resultar muy estresante para tu tío. Puede ocasionarle trastornos de la alimentación y provocar gingivitis. También puede sufrir dolor y ser incapaz de expresarlo.

Por mucho que lo intentas, no quiere cepillarse los dientes. Tal vez se muestre reacio porque ha olvidado cómo se usa la pasta dentífrica o incluso tener dificultades para cepillarse. Comparte la experiencia con él cepillándote también tú los dientes. Pregúntale si cree que lo estás haciendo bien. Esto te dará la ocasión de demostrárselo a él: «Así es cómo me lo enseñaste cuando era pequeño. Y lo sigo haciendo igual, ¿ves?».

Si crees que está tragando la pasta, ponle muy poquita en el cepillo, la suficiente para darle un poco de sabor.

Incluso puedes prescindir de la pasta; lo importante es el cepillado. Usa un cepillo de cerda suave, a ser posible de tamaño infantil si eso lo ayuda a alcanzar mejor los molares. Deja su cepillo en remojo toda la noche en una disolución de mitad de agua y mitad de peróxido para eliminar los gérmenes.

Cuando tu tío ya no sea capaz de cepillarse por sí solo, tendrás que hacerlo tú. Siéntalo en una silla baja o taburete y ponte frente a él. Dile que apoye en mentón en tu mano, mientras con la otra le cepillas los dientes. Aplica un buen masaje en las encías, y si lo consiente, pásale el hilo dental. Es posible que al principio se sienta incómodo con esta nueva rutina. Se sentirá mejor si le hablas y explicas lo que estás haciendo y por qué. Usa un tono de voz suave y positiva. Incluso puedes bromear.

Si no sabes cómo hacerlo, pide al dentista que te enseñe. Si lo implicas en la relación, te resultará más fácil decirle con franqueza que son órdenes de su médico, aunque quizá no lo recuerde.

DENTADURAS POSTIZAS Si tu padre usa una dentadura postiza, deberías llevarlo a menudo al dentista para que le examine las encías. La irritación causada por las partículas de alimentos que han quedado alojadas en el paladar puede provocar puntos rojos y ablandar las encías. Estas máculas también pueden ser el resultado de un mal ajuste (la dentadura frota las encías). Habla con el dentista para que te aconseje en esta cuestión.

S

(*Véase también:* Comunicación; Lenguaje corporal; Salud; Vitaminas)

Seguridad en el hogar

Existen diversas medidas de seguridad que puedes adoptar sin necesidad de remodelar la casa. Vale la pena contratar a un profesional para que instale barras de seguridad, válvulas de cierre automático en los grifos y oculta-enchufes para evitar descargas eléctricas. La cocina y el cuarto de baño son lugares prioritarios, sin olvidar los garajes y cobertizos.

VENTANAS Y PUERTAS La puerta principal debe disponer de una cerradura que tu madre no pueda abrir, algo así como un doble pestillo ciego. Coloca un rótulo que diga «No salir por esta puerta». Distribuye rótulos similares por las demás puertas que quieras asegurar. Si no da resultado, cuelga una cortina delante de la puerta o un espejo de cuerpo entero.

Si vives en una planta alta, comprueba que todas las ventanas dispongan de cierres de seguridad y cristales gruesos, y si tienes un balcón, asegura la puerta, pero úsalo con mamá cuando haga buen tiempo para que le dé el sol.

Si vives en un área rural y mamá es propensa a salir de casa y caminar sin rumbo fijo, el patio o jardín deberá estar vallado y con cierres de seguridad en las cancelas. Deberá llevar siempre un brazalete de identificación.

COCINA Si le gusta cocinar pero temes un accidente, toma precauciones e introduce algunos cambios de seguridad.

Cocina: lista de recordatorio
> Guarda los cuchillos de punta aguda fuera de su alcance.
> Utiliza cierres a prueba de niños para los armarios que no debe abrir.
> Guarda bien los productos de limpieza.

> Guarda los pequeños electrodomésticos desconectados o fuera de las encimeras.
> Retira los botones de los fogones.
> Quita el tapón del fregadero.
> Desenchufa el horno y el lavavajillas.

CUARTO DE BAÑO Instala barras de seguridad en la bañera o ducha y una esterilla de gran tamaño en la base para que no resbale. También puedes instalar una barra de sujeción junto al inodoro.

Si tu padre tiene la costumbre de abrir el grifo y dejar correr el agua, puedes evitar las inundaciones quitando los tapones del lavamanos y la bañera, instalando una válvula de bola para cerrar el desagüe de la bañera. Como medida de seguridad adicional, programa el termostato del calentador a una temperatura razonable para que no se queme.

La hora del baño será mucho más fácil si usas un mango de ducha flexible en lugar de uno fijo en la pared. Si antes era fijo, la primera vez que uses el flexible déjalo colgando del gancho al dejar correr el agua. De este modo no se asustará.

Guarda todos los medicamentos en el botiquín o un armario especial dentro de otro inaccesible para papá. Guarda asimismo los productos de limpieza fuera de su alcance. Sería muy fácil confundir un elixir bucal con un detergente líquido para lavavajillas, sobre todo si los dos huelen a limón.

INCENDIOS Revisa la casa en busca de cualquier cosa que pueda provocar accidentes. Tu tía no siempre recuerda lo que ha estado haciendo. Tal vez haya encendido el fogón con la intención de calentar el café y luego se ha olvidado por completo. Si las cerillas y mecheros representan una tentación para ella, guárdalos fuera de su alcance. Es fascinante cenar a la luz de las velas, pero no las pierdas de vista. Podría tirarlas. Compra un par de extintores y colócalos en lugares

S

estratégicos, como la cocina y cerca de la sala de estar. Revísalos anualmente.

(*Véase también*: Escapadas; Identificación; Señales; Vagabundear)

■ ■ ■ ■ ■ ■ ■
Señales

La mayoría de los enfermos de Alzheimer conservan la capacidad de leer frases cortas o palabras a pesar del progreso de su estado de demencia. A menudo, pequeñas señales los ayudan a orientarse. Utiliza letras claras y de trazo grueso. Coloca las señales o rótulos que cuelgues en la pared a la altura de los ojos, y si está algo encorvado, bájalos un poco de nivel para que no tenga que estirar el cuello. El siguiente tema que hay que considerar es la iluminación en la casa. De nada servirá una señal si el ambiente está demasiado oscuro como para que pueda leerla.

¡CATACRAC! Imagina que son las cuatro de la madrugada y estás durmiendo cuando te despiertas al oír un fuerte golpe en la sala de estar. Te levantas rápidamente. Estás asustado. Ya estás viendo a tu abuelo tumbado en el suelo con una pierna rota. Corres por el pasillo encendiendo las luces por el camino. Está de pie junto a una lámpara caída con una mirada de miedo y desconcierto. Lo acompañas al baño.

Al día siguiente decides hacerle la vida más fácil, y también la tuya. Si aún es capaz de reconocer palabras sueltas, puedes colocar una serie de señales en las paredes de la casa.

Pon un rótulo de «Baño» con flechas que indiquen la dirección que debe seguir en el pasillo, y otro muy grande en la puerta. Luego coloca otras señales en su dormitorio y

S

en las puertas de las demás habitaciones: «Sala de estar», «Cocina», «Comedor», etc. Etiqueta también todo cuanto necesite identificar: el cesto de la ropa, el cubo de la basura, etc. Que no cunda el pánico, no tienes que hacerlo todo en un día. Añade, cambia o sustituye las señales cuando sea necesario.

Acompáñalo por la casa y léele los rótulos en voz alta para que se familiarice con ellos. Después de algunas repeticiones, es probable que sea capaz de seguirlos él solo.

Pon «¡No pasar!» en el interior de las puertas de salida y otras habitaciones en las que no deba entrar.

Tu tía Elisa no ve demasiado bien y a menudo cuelga un vestido en el armario aunque esté sucio. De joven, la ropa no se lavaba hasta que se había utilizado varias veces. Intentas convencerla de que hay que hacerlo cada vez que la use y se enfada.

Cuando le dices: «Tía Elisa, vamos a lavar este vestido», responde: «¡Pero si no está sucio!», y si dices: «Pero Elisa, lo has llevado tres días seguidos», ella replica: «Míralo: ¡no está sucio! No tiene sentido lavarlo. Se desperdicia agua y jabón».

Intentas razonar con ella: «Tengo que lavar todo esto y hay espacio suficiente para tu vestido, de manera que no gastaremos agua o jabón extra. Vamos a ponerlo en la lavadora».

Elisa accede, pero luego se da cuenta de que el cesto está lleno de ropa interior y calcetines sucios: «¡No puedo poner mi vestido con todas estas cosas tan sucias!». Antes de que vuelva a enojarse, recoges el vestido y lo separas con cuidado del resto de la ropa mientras te observa.

Coloca una señal en el cesto: «Toda la ropa sucia va aquí». Si no da resultado, compra un par de cestas de plástico para su ropa: «Sólo vestidos» en uno y «Otra ropa sucia» en el otro.

S

(*Véase también:* Comportamiento obsesivo; Fijaciones; Seguridad en el hogar; Vagabundear)

■ ■ ■ ■ ■ ■ ■

Sexualidad

De vez en cuando, la enfermedad de Alzheimer hace que el enfermo exprese un comportamiento antisocial largamente reprimido y que en ocasiones manifieste una conducta sexual inapropiada. Si esta cuestión te plantea un problema, coméntalo con un psicólogo.

Todos necesitamos sentirnos queridos, y el enfermo de Alzheimer no es una excepción. A menudo, en las residencias para pacientes de esta enfermedad asisten al nacimiento de romances entre residentes, que habitualmente se limitan a tomarse de la mano y acurrucarse como adolescentes.

Tu madre asiste a las reuniones mensuales en la residencia para la tercera edad. Cuando la dejas allí, sabes que está en un lugar seguro y que puedes descansar durante algunas horas. Aún le gusta bailar al compás de viejas melodías. Desde hace algún tiempo parece tener una pareja de baile estable, y lo pasan tan bien juntos que incluso lo has invitado a casa a cenar. Vive solo. Se miran con frecuencia. Alguna que otra vez organizas una salida al cine o restaurante.

Un día llegas temprano a recogerla y los encuentras sumidos en un apasionado abrazo. Te has quedado boquiabierto. Nunca se te había ocurrido que pudiera haber algo físico entre ellos. Seguro que habrás leído muchos artículos sobre el sexo en la tercera edad, pero jamás habías pensado en mamá en estos términos. A decir verdad, nunca has pensado en ella como un ser sexual, aun cuando en su día fue joven y bella. Pocas personas piensan así de sus padres.

Reflexionas mientras los observas. Sigues reflexionando y de pronto te das cuenta de lo afortunada que es tu madre. Aquel hombre encantador siente un profundo cariño por ella y la acepta tal como es, incluyendo su demencia. Apoya su relación. A partir de ahora procura llegar siempre a la hora establecida, y cuando lo invites a tu casa, respeta la intimidad de su habitación.

A menudo, este señor tan amable puede actuar como un intérprete entre mamá y tú, y también con el mundo exterior. Es una persona que sabe lo que hace y lo que quiere y con el que puedes discutir situaciones difíciles. En realidad, podría convertirse en tu mayor aliado.

───────────────

Tu padre y tu madre viven contigo a causa de la grave demencia de mamá. Siguen teniendo una vida sexual activa. Imagina que una tarde oyes un grito espeluznante procedente de su dormitorio. Es la voz de tu madre y está gritando: «¡No me toques! ¡Que alguien eche a este hombre de mi cuarto! ¿Quién eres? ¡Quítame las manos de encima!». Y tu padre sale volando de la habitación, medio desnudo y a punto de llorar. Te dice: «Tu madre me ha tirado el teléfono por la cabeza. No sabe quién soy. ¡Oh, Dios! ¿Qué voy a hacer?».

Lo abrazas y te acercas a mamá para tranquilizarla. Pero está bien. No recuerda el incidente. No tiene la menor idea de lo que acaba de suceder.

Nunca antes habías tenido que hablar con papá de su vida privada, pero ahora te encuentras en medio del campo de batalla y con fuego cruzado. Invítalo a hablar de sus sentimientos y dale a entender que comprendes su malestar. Si se muestra de acuerdo con la idea, sugiérele que limite sus manifestaciones de cariño a abrazos y caricias en las manos y el rostro. Anímalo a comentar esta cuestión en el grupo de apoyo y muéstrate comprensivo. Tal vez tengas que acompañarlo; podría sentirse incómodo hablando de su vida privada

S

con otras personas. Después de todo, su generación aprendió que había que reprimir los sentimientos, sobre todo los hombres.

SITUACIONES DELICADAS Hace una mañana espléndida. Has planificado un día maravilloso, de manera que estás radiante cuando vas a despertar a mamá. Llamas a la puerta de su habitación. No responde. No es habitual. Entras. Te asombras al descubrirla tocándose alegremente. Está jugando y le gusta. No te ha visto. Sales apresuradamente. Objetivamente sabes que la masturbación es una actividad humana completamente normal y natural, pero... ¿tu madre? Eres consciente de que se moriría de vergüenza si supiera que la has visto.

Retomas el aliento. Respiras hondo y te preguntas: «¿Cómo se supone que debería reaccionar?». Respiras hondo una vez más y te encierras en la cocina para serenarte. En realidad, nada puedes hacer al respecto exceptuando evitar a partir de ahora entrar tan deprisa en su cuarto.

Aprovecha la ocasión para aprender a mirarla con otros ojos. Sigue siendo una mujer con necesidades físicas normales igual que tú.

———————

Últimamente tu tío Daniel se acaricia los genitales muy a menudo. Cuando lo hace en casa, lo acompañas amablemente a su habitación mientras le hablas en un tono tranquilo y normal de voz: «Tío Daniel, ¿qué te parecería pasar un ratito en la intimidad de tu dormitorio?».

Si ocurre en público, respira hondo y luego di: «Dani, creo que deberías esperar hasta llegar a casa». Si no lo asocia con lo que le estás diciendo, distráelo: «Daniel, tienes el zapato desabrochado», o «Mira, aquí hay una cafetería. ¿Quieres un capuccino? Entremos». Tómalo del brazo y apártale la mano discretamente. Empieza a caminar para que su mente se concentre en el nuevo destino.

Imagina que un día tu padre se acerca a ti de una forma íntima y te llama por el nombre de tu madre. Lo más probable es que estés horrorizada. Apártate un poco y mantenlo alejado: «Papá, me gustaría esperar hasta después de la cena para darte un abrazo. En cualquier caso te lo agradezco».

Es posible que se sienta avergonzado si se da cuenta de lo que ha hecho. Tranquilízalo tomándolo del brazo y diciendo: «Debes de echar mucho de menos a mamá. Sé que es difícil para ti. Te quiero y me encanta que estés aquí conmigo». Luego sugiérele descansar un poco escuchando música y charlar de alguna salida que estás planificando.

(*Véase también:* Dignidad; Empatía; Grupos de apoyo; Independencia; Intimidad; Validación)

■ ■ ■ ■ ■ ■ ■
«Soy normal»

En ocasiones el comportamiento de tu hermana puede parecer extraño, pero ten presente que sigue pensando que es una persona normal. Desde su punto de vista, son las circunstancias las que son extrañas y ella simplemente reacciona ante ellas. Puedes ayudarla a mantener su confianza en sí misma dirigiéndote a ella con una actitud y un tono de voz igualmente normales.

Este sentimiento de «normalidad» es el centro de su autoconsciencia. Ni que decir tiene que todos somos diferentes y sólo podemos ver el mundo desde nuestra propia perspectiva, modelada por la genética, el entorno y la cultura. Si le preguntaras, probablemente admitiría algún que otro problema de memoria, pero por lo demás se considera completamente normal.

S

«Pero parece tan normal...» Te has acostumbrado a oírlo decir cuando la gente se entera de que tu hermana ha sido diagnosticada de Alzheimer. ¿Seguirías considerándote normal si te hubieras fracturado un brazo, perdido un diente, padecieras artritis o diabetes? ¿Y qué decir de la calvicie y los trastornos del oído o la visión? ¿Por qué pues debería sentirse diferente un enfermo de Alzheimer? Todos pensamos en nosotros mismos como personas normales, incluyendo quienes sufren trastornos de la memoria. Tu hermana tiene Alzheimer, pero no está «enferma» en el sentido estricto de la palabra. Está simplemente en un estado alterado de la mente y no es consciente de los profundos cambios en su personalidad. Sin embargo, el mundo le resulta cada vez más confuso.

Imagina que un día se pierde yendo al baño después de no haber tenido problemas durante meses. Inmediatamente ha saltado a otra realidad diferente, regresando al hogar de su infancia donde el cuarto de baño estaba en el extremo opuesto de la casa. En su mente ella es normal; es el baño el que ha cambiado de lugar. Puedes ayudarla considerando «normal» esa nueva realidad. Dale a entender que olvidar es algo que le puede ocurrir a cualquiera.

Podría decir: «¿Dónde está? No lo encuentro. Lo han cambiado de sitio. ¿Dónde está el baño?».

Y tú podrías responder: «Ven conmigo, te acompañaré. Sé cómo te sientes. A veces me levanto por la mañana y todo me parece extraño; estaba soñando con mi vieja casa. Es una sensación muy rara, ¿verdad? No te preocupes, el baño está al final del pasillo».

Tranquilízala hablándole de cosas que no pongan a prueba su memoria. Idea un «problema» y pídele consejo sobre jardinería o cocina. Tal vez te sorprenda. Puede haber perdido la memoria, pero su personalidad no ha cambiado, y en cierto modo su sentido común sigue estando ahí. Tanto si sigues sus sugerencias como si no lo haces, valora su opinión; fortalecerás su autoconfianza.

(*Véase también:* Empatía; Mentirillas; Preguntas; Transiciones; Validación)

■ ■ ■ ■ ■ ■ ■
Sustitución de palabras

Cuando tu padre sustituya palabras al hablar, úsalas con cuidado en tu respuesta, pero evitando que suene a corrección. Casi siempre es fácil interpretar lo que quiere decir.

«Quiero más casita en los cereales.»

«¿Te gustaría que añadiera un poco más de leche en los cereales, papá?»

«¡Eso es lo que he dicho!»

Si no tienes la menor idea de lo que está hablando, opta por una respuesta vaga y lo suficiente interesada como para suscitar un nuevo comentario. Poco a poco conseguirás componer el puzzle. Si dice: «¿Dónde está el verde?», ¿querrá decir la camisa de color verde, o cualquier otra cosa diferente, como perro, cepillo de dientes o CD de Mozart? Ahonda un poco más.

Elige una respuesta neutra mientras intentas adivinar lo que desea: «No recuerdo haberlo visto últimamente. Me pregunto si estará fuera».

«¡Claro que no, tonto! Acaba de mugir.»

Di: «Te ayudaré a buscarlo, papá. ¿Era el grande o el pequeño?».

«¡Mi verde!», dice con júbilo mientras toma su sándwich a medio comer.

Puede usar sustituciones al azar o tener una palabra favorita a la que recurre cuando se trata de algo importante. No caigas en la tentación de usarla tú también. Recuerda que probablemente está intentando encontrar el término apropiado, de manera que oír esa palabra puede confundirlo o incluso herir su sensibilidad.

S

«Hoy quiero ponerme mi trasiego.» (= camisa)

«Te queda tan bien la camisa azul, papá.»

«Voy a leer mi trasiego.» (= libro)

«He oído decir que es muy bueno. ¿Te gusta?»

«Estoy trasiego.» (= ¿hambriento o cansado?)

«Yo también tengo hambre y estoy cansado. Voy a servir la comida y luego haremos una siestecita. Genial, ¿no te parece?»

Sabías que se trataba de «hambriento» o «cansado». Con esta respuesta has matado dos pájaros de un tiro.

(*Véase también:* Comunicación; Conversaciones; Discusiones; Preguntas)

S

T

■ ■ ■ ■ ■ ■ ■
Teléfono

El teléfono es un instrumento tan maravilloso que uno se pregunta cómo podríamos funcionar sin él. Esta conexión con el mundo exterior es una de las cosas más difíciles de las que prescindir. Una persona que ha perdido la memoria a corto plazo puede olvidar la llamada telefónica que acaba de realizar y llamarla de nuevo pocos minutos más tarde. Esto puede generar una tensión más que considerable en la familia y los amigos, sobre todo cuando las llamadas constituyen un claro signo de confusión o estrés.

Te mudaste de casa y estás en contacto con tu madre mediante frecuentes llamadas telefónicas. Desde hace algunas semanas se muestra sorprendida al oír tu voz, a pesar de que siempre la has llamado los domingos antes de ir a la iglesia.

Luego, una tarde, vuelves del trabajo y pones el contestador automático. Hay diecisiete mensajes; quince de mamá. Los escuchas con ansiedad esperando una catástrofe, pero simplemente está asustada y desconcertada acerca del propio contestador aun a pesar de estar acostumbrada a utilizarlo durante años.

En algunos mensajes está llorando. Muy preocupada, la llamas inmediatamente. Está encantada de oírte y se muestra asombrada cuando le mencionas las quince llamadas. Niega haberlas realizado. Es evidente que no lo recuerda.

Empiezas a pasar algún tiempo con ella en su casa, lo suficiente como para asegurarte de que sigue bien viviendo allí. Aparentemente, las persistentes llamadas telefónicas

T

son un problema aislado. Ahora te llama con regularidad, muchas veces al día, y lo olvida poco después. Decírselo empeora su estado de nerviosismo e inseguridad, lo cual a su vez la impulsa a llamar con mayor frecuencia.

Veamos una sugerencia que podría ayudarte pero que debe abordarse con una extraordinaria sensibilidad. Pide que te instalen otra línea telefónica para todas las demás llamadas, conservando la línea regular sólo para tu madre, pues lo más probable es que recuerde tu número. Luego programa el buzón de voz con un mensaje especial para ella: «Hola, mamá, soy (tu nombre). Éste es mi contestador automático, de manera que puedes dejarme un mensaje. Me encanta que me hayas llamado. Siempre me gusta oír tu voz. Espero que estés pasando un día estupendo. Ahora estoy algo ocupada, pero te llamaré lo antes posible».

La última factura del teléfono muestra un considerable cargo correspondiente a una docena de llamadas de larga distancia a un mismo número: el contestador automático de tu hermana. ¡Tu pobre hermanita! ¿A quién más habrá estado llamado mamá? Imposible saberlo. Siempre le fascinó hablar por teléfono, y ahora que su estado de confusión va en aumento, en ocasiones contesta educadamente y luego cuelga inmediatamente.

La próxima vez que la veas descolgando el auricular, intercéptala amablemente y coméntale cuánto te gustó lo que te contó ayer acerca de su infancia (te lo haya contado o no poco importa; ya no lo recuerda). Luego recurre a alguna de tus distracciones eficaces: «Mamá, vamos a la cocina y miraremos el catálogo de moda que llegó ayer por correo. Quizá encontremos un par de zapatos para ti».

Cuando esta estrategia ya no dé resultado, deberás adoptar medidas más estrictas, como ocultar el teléfono en un armario o cajón. Si lo descubre, siempre puedes desco-

230

nectarlo hasta que necesites utilizarlo y decirle que está averiado. Para ser convincente, simula estar disgustada con la compañía telefónica: «Ya no es como antes. No te puedes fiar de nadie en los tiempos que corren».

Explica la situación a tu familia y tus amigos para que vuelvan a llamar si tu madre les cuelga el teléfono, o dejen mensajes en el buzón de voz.

(*Véase también:* Entretenimiento; Espacio personal; Proyectos)

■ ■ ■ ■ ■ ■ ■
Televisión

Tu tía Andrea ha seguido fielmente la telenovela de las cinco durante años, pero una tarde se pone muy nerviosa y se le saltan las lágrimas. Por lo que puedes ver, la trama de la historia y las penurias sensibleras no difieren de las de los episodios anteriores. Bajas el volumen del televisor y le preguntas: «Tía Andrea, ¿qué te ocurre? ¿Por qué te has enfadado?», y ella responde: «Ha perdido el bebé..., ha perdido el bebé... ¡Es terrible!». De manera que replicas: «Tía, es una actriz. En realidad no lo ha perdido. Lo que ocurre en la serie no es real».

Pero no parece prestarte atención y sigue repitiendo: «Ha perdido el bebé..., ha perdido el bebé...». No hay forma de tranquilizarla. Le secas las lágrimas con un pañuelo. De pronto te das cuenta de que para calmarla deberás entrar en su realidad. Dile: «Siento mucho lo del bebé. Si quieres le escribiremos una carta de condolencia. Podemos ir a la papelería y comprar una tarjeta muy bonita, pero ¿querrías un poquito de zumo de manzana antes de salir?».

Ahora tiene problemas para distinguir entre ficción y realidad. A partir de este momento tendrás que contro-

T

lar los programas televisivos, evitando las teleseries e incluso el noticiario de la noche a causa de su contenido gráfico.

Si miras la televisión a través de los ojos de tu tía, descubrirás que una buena parte del humor de hoy en día es atrevido, picante y provocativo, y que los programas de acción suelen ser exageradamente violentos. Si a Andrea le gusta mirar la televisión, puedes alquilar o comprar vídeos de su especial interés, asegurándote previamente de que no tienen un contenido emocionalmente impactante.

(*Véase también:* Comprensión; Películas;
Realidad; Vídeos)

■ ■ ■ ■ ■ ■ ■
Transiciones

Imagina que has encontrado un excelente centro asistencial para tu abuela ahora que finalmente ya no es posible cuidar con garantías de ella en casa. Deberá mudarse a un centro asistencial. No se lo comentes con demasiada anticipación; le causarías un estado de ansiedad innecesario.

Todavía recuerdas el trauma cuando vino a vivir a tu casa, de manera que has decidido que su nuevo traslado sea lo más fácil posible. Acuerda con la dirección del centro un ingreso progresivo; primero un día, luego varios días, una semana, dos o tres semanas, etc. para que se vaya acostumbrando a su nuevo hogar. Se trata de realizar una transición gradual.

Dos semanas antes del traslado, acompáñala y realiza tres comidas diarias con ella durante la primera semana. De camino, háblale como si se tratara de una salida rutinaria: «Abuelita, hoy probaremos un nuevo restaurante. Me han dicho que se come muy bien y que la gente es muy amable».

Luego, de regreso a casa, dile algo así como: «¡Qué bien he comido! La cocina es exquisita, ¿no crees? Y qué gente tan divertida, especialmente la señora del vestido azul. Le has caído muy bien. ¿Sabes?, me gustaría volver otro día, ¿y a ti?».

La segunda semana llévala cada día, alternando almuerzo y cena. Al llegar a casa, sigue hablándole de tu «nuevo lugar favorito». Durante esta semana participa con ella en alguna actividad programada en el centro, y anímala a pasar más tiempo con sus futuros compañeros de habitación. Llegados a este punto, sugiere la idea de que sería un lugar ideal donde vivir: «Abuelita, ahora tenemos que marcharnos, pero estoy seguro de que te gustaría quedarte más tiempo, ¿verdad?».

Considera todas las posibles variaciones de este enfoque, y luego insiste en la idea de vivir allí: «Siento que tengamos que irnos tan pronto. Sé que te encantaría pasar un rato más con tus amigos. Te quieren muchísimo y se ponen tristes cuando te vas. Me pregunto si podrían encontrar una habitación para ti. Sería genial, ¿no te parece? Estarías con tus amigos todo el tiempo. Podríamos preguntarlo. Cruza los dedos».

Finalmente, la víspera del traslado, muéstrate muy excitado: «¡Abuelita! ¡Tengo excelentes noticias para ti! Acaban de llamar de tu lugar favorito y dicen que te han reservado una de sus mejores habitaciones. Mejor salimos de inmediato antes de que se la den a otro. ¡Vamos a celebrarlo!».

El día del traslado, acompáñala al centro por la mañana y déjala charlando con sus amigos mientras llevas discretamente su equipaje a su habitación. Coloca los vestidos en el armario, la ropa interior en el cajón y sus queridas fotografías en la cómoda. Luego acércate a ella como si fueras el director de un hotel de cinco estrellas: «Bienvenida, abuelita. ¡Vaya suerte que tuvieran una habitación libre! Es estupendo, ¿no es cierto? Mira que vista más preciosa (si la hay) y las fotografías de tus hijos y tus nietos».

Siéntate a su lado en su nuevo espacio y conversa con ella de una forma casual. Se dará cuenta de lo a gusto que te sientes allí y eso la tranquilizará. Quédate con ella hasta la hora de acostarse y procura estar a su lado al día siguiente a la hora del desayuno. Si las ves muy ansiosa, tal vez tengas que pasar la noche con ella.

Durante las dos semanas siguientes reúnete con tu abuela a la hora de comer y cenar, y participa en las actividades para los residentes Poco a poco puedes ir espaciando las visitas. Es muy importante que sepa que deseas pasar tiempo con ella en su nuevo entorno y que continuarás haciéndolo. Parece todo muy complicado, pero si tienes paciencia durante las primeras etapas, te ahorrarás el estrés derivado de trasladarla sin la preparación adecuada.

(*Véase también*: Centros de día; Culpabilidad; Empatía; Entorno)

■ ■ ■ ■ ■ ■ ■
Tratamientos alternativos

Consulta al médico antes de administrar cualquier fármaco, incluyendo medicinas alternativas o complementarias. Actualmente, muchos médicos apoyan los métodos alternativos de curación. No obstante, si el tuyo se muestra reacio, puedes acudir a un especialista en medicinas alternativas para pedirle consejo. Es posible que ya estés utilizando algunas de las siguientes sustancias con el suplemento vitamínico diario. Siempre que sea posible, incorpóralas a la dieta diaria (Vukovic, 1998).

Aloe Vera. Es un agente curativo que obra milagros con las quemaduras. (El aloe es una atractiva planta fácil de cultivar en casa o el jardín. Arranca una hoja cuando necesites usarla.)

Arándano. Una de las sustancias que detienen la degeneración macular del ojo. También es útil en casos de ceguera nocturna y cataratas. Actúa a modo de diurético y antiséptico del tracto urinario.

Calostro. Estimula el sistema inmunológico y es un antibiótico natural muy eficaz. Se vende en los comercios de dietética en forma de cápsula o pastilla. Se absorbe mejor en pastilla (Shomali y Wolfsthal, 1997).

Coenzima Q_{10}. Es una sustancia semejante a una vitamina presente en el cuerpo en estado natural, pero que disminuye con la edad. Es un poderoso antioxidante con efectos similares a los de la vitamina E, aunque más potente. Se ha prescrito durante años en Japón a millones de personas con enfermedades cardiovasculares. La coenzima Q_{10} es un fuerte impulsor del sistema inmunológico especialmente benéfico para la circulación de la sangre y la oxigenación de los tejidos, y es esencial para el crecimiento celular. También se usa para tratar disfunciones mentales tales como la esquizofrenia y la enfermedad de Alzheimer. La coenzima Q_{10} es soluble en agua y funciona mejor cuando se ingiere con alimentos grasos. Cómpralo en forma de gel, líquido o aceite con una pequeña cantidad de vitamina E añadida.

Condroitina de glucosamina. En ocasiones da excelentes resultados en la restauración de los daños en las articulaciones cartilaginosas causadas por la artritis.

Gel de árnica. Alivia las sobrecargas y dolores musculares (sólo para uso tópico).

Ginkgo biloba. Es un extracto elaborado con hojas del árbol ginkgo. Aparentemente mejora la circulación sanguínea general y por lo tanto podría resultar de cierta utilidad en el tratamiento de los síntomas del Alzheimer. Se están realizando estudios para saber si es capaz de retrasar o prevenir la demencia en las personas ancianas (Kleijnen y Knipschild, 1992). No se ha demostrado que el ginkgo cure o prevenga el Alzheimer.

Advertencia: El ginkgo biloba es también un anticoagulante y se debería utilizar con precaución si se administra junto con una dosis diaria de 81 o más miligramos de aspirina, de idéntico efecto diluyente de la sangre (Sierpina, Wollschlaeger y Blumenthal, 2003).

Gotu kola. Es beneficioso para el corazón, el hígado y las funciones cardiovascular y circulatoria. También estimula el sistema nervioso y mejora la falta de apetito y la función mental.

Hierba de San Juan. Alivia el dolor nervioso y la depresión. Es una buena alternativa a la prescripción de antidepresivos. Sin embargo, no conviene usarla sin consultarlo antes con el médico. En ocasiones, esta hierba tiene efectos adversos en personas aquejadas de artritis grave o deficiencia en el sistema inmunológico.

Lecitina. Es una fuente muy importante de colina e inositol, dos importantes antioxidantes en la familia de la vitamina B. Ambas sustancias están clasificadas como vitaminas B. La lecitina también es esencial para la descomposición del colesterol.

Luteína. Es un pigmento amarillo presente en los ojos que actúa como filtro de luz y antioxidante protector del nervio óptico. Tiene otros muchos beneficios para la salud. La fuente natural principal de luteína son las espinacas y otras verduras de hoja verde oscuro.

Romero. Mejora los problemas circulatorios y la tensión sanguínea irregular. También tiene propiedades anticancerosas y antitumorales.

(*Véase también:* Demencia, Dieta y nutrición; Ojos y oídos; Salud; Tratamientos farmacológicos del Alzheimer; Vitaminas)

■ ■ ■ ■ ■ ■ ■
Tratamientos farmacológicos del Alzheimer

Existen diferentes tratamientos farmacológicos disponibles para la enfermedad de Tratamientos farmacológicos del Alzheimer. Aunque aún no somos capaces de curarla o invertir su desarrollo, estas medicaciones ayudan a muchos pacientes en su bienestar general, minimizando problemas tales como la ansiedad, el insomnio y la depresión.

Los tratamientos prescritos con más frecuencia son Aricept (donepecil), Exelon (tartrato de rivastigmina), Cognex (tacrina) y Reminyl (hidrobromido de galantamina), que aumentan los niveles de acetil-colina en el cerebro. La

T

pérdida de neuronas productoras de acetil-colina se asocia con el Alzheimer, aunque aún no se ha podido demostrar la causa de la eficacia de estos fármacos.

Aricept, Exelon y Reminyl tienen básicamente los mismos beneficios de retrasar el declive cognitivo y mejorar la calidad de vida del enfermo. Sin embargo, los trastornos gástricos son efectos secundarios potenciales de las tres medicaciones. Consulta al médico para saber cuál podría dar mejores resultados con el enfermo que estás cuidando.

La mayoría de los médicos recomiendan empezar con uno de estos tratamientos a partir del diagnóstico y continuarlos si resultan eficaces, aunque algunas compañías de seguros se niegan a seguir cubriéndolos cuando la enfermedad se considera grave. En ocasiones, la Alzheimer's Association interviene directamente en estos casos (véase Datos útiles: páginas web).

Nota: Algunos estudios demuestran que los beneficios de Aricept aumentan extraordinariamente combinado con la ingesta de vitamina E, como por ejemplo, el realizado en 2003 por el doctor David Beversdorf, de la Universidad del Estado de Ohio, investigador de la enfermedad de Alzheimer (Klatte y otros, 2003).

Cognex (tacrina). Fue la primera medicación para el Alzheimer comercializada en el mercado, aunque en la actualidad se utiliza mucho menos a causa del riesgo de daños en el hígado y suele ser necesario un hemograma mensual de control.

Memantina. La memantina es la incorporación farmacológica más reciente en la lucha contra el Alzheimer. Se comercializa con los nombres de Namenda y Ebixa. Esta sustancia está indicada para los pacientes en fase intermedia y avanzada de la enfermedad, y contribuye a mantener la capacidad de comunicación y de vestirse y bañarse de forma

238

autónoma durante períodos de tiempo más prolongados. Al incidir en una función cerebral diferente, se puede tomar con Aricept, Exelon o Reminyl, en cuyo caso su eficacia es aún mayor si cabe.

Estrógenos. Años atrás se creía que las terapias de sustitución hormonal (TSH) contribuían a prevenir o frenar la aparición de la enfermedad de Alzheimer. El Women's Health Initiative Memory Study (WHIMS) sobre la memoria ha demostrado que se produce un deterioro cognitivo con estrógenos y progesterona (Shaywitz y Shaywitz, 2000). Hasta la fecha no existen claras evidencias de que los estrógenos por sí solos sean beneficiosos, y recientes investigaciones han concluido que estos fármacos tienen otros muchos efectos negativos (Sarrel, 2002). Los médicos ya no suelen prescribirlos para prevenir el Alzheimer o cualquier otra forma de deterioro cognitivo.

FNAI (fármacos nonsteroidales antiinflamatorios). Algunos casos de utilización de FNAI, tales como ibuprofeno, se han asociado a una disminución del riesgo de enfermedad de Alzheimer, aunque se desconocen las razones (Aisen y otros, 2003). Los especialistas creen que los FNAI ayudan a reducir la inflamación en el cerebro del paciente, frenando la progresión de la enfermedad. Se están realizando estudios para averiguar si realmente es así.

Advertencia: Las úlceras y hemorragias estomacales pueden aparecer en un 15-20 % de quienes toman dosis diarias de FNAI para patologías crónicas. Estas medicaciones también pueden provocar trastornos renales, especialmente en edades avanzadas. Asimismo, preocupan las interacciones de los FNAI con otros tratamientos farmacológicos.

239

Vitamina E. Investigaciones recientes han demostrado que la vitamina E frena el avance de algunas consecuencias de la enfermedad de Alzheimer (Zandi y otros, 2004). Los científicos están estudiando la vitamina E para averiguar si puede prevenir o retrasar la enfermedad en pacientes con una discapacidad cognitiva moderada. Consulta con el médico antes de utilizar cualquier producto de venta directa en farmacias.

(*Véase también:* Demencia; Dieta y nutrición; Salud; Tratamientos alternativos; Vitaminas)

T

V

■ ■ ■ ■ ■ ■ ■
Vagabundear

El vagabundeo es un fenómeno común en los enfermos de Alzheimer que suele provocar muchísima ansiedad a los cuidadores. Si es tu caso, deberás tomar algunas precauciones.

Imagina por ejemplo que tu madre ha empezado a vagabundear. El otro día sin ir más lejos la perdiste en el centro comercial. Lo pasaste realmente mal hasta que un guarda de seguridad la encontró. Al día siguiente colocaste un rótulo en las puertas de salida de la casa: «No salir por esta puerta». Asimismo, has encargado un brazalete de identificación con sus datos personales. Pero incluso con estas precauciones, existe la posibilidad de que se extravíe. Mamá tiene un aspecto perfectamente normal y los desconocidos no sospechan que pueda necesitar ayuda.

Si vives en una casa de planta baja o en un edificio de viviendas, conocerás a algunos de tus vecinos, pero a otros no. En cualquier caso, son buenas personas; en más de una ocasión se han puesto de acuerdo para buscar a un gatito o perrito perdido. Vale la pena distribuir un pequeño folleto alertando al vecindario de su estado. Puedes confeccionarlo tú mismo o utilizar el modelo de la página siguiente.

(*Véase también*: Escapadas; Identificación; Volver a casa)

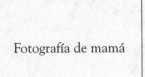

Fotografía de mamá

Nombre y descripción de mamá

Apreciado vecino:

Mi madre y yo vivimos en el vecindario. Sufre Alzheimer y a menudo se siente confundida y desconcertada. Si la ves sola por la calle, ayúdanos, por favor.

Mamá lleva un brazalete médico de identificación con el número de teléfono.

Si el teléfono no responde es que hemos salido a buscarla. Deja tu teléfono y domicilio en el contestador y vendremos enseguida a recogerla.

También puedes avisar a la policía e informarles del lugar en el que la viste por última vez y la dirección en la que caminaba.

Sabemos que esto puede ocasionarte molestias, pero agradeceremos muy sinceramente tu colaboración.

Gracias.

(Tu nombre)

V

PD. A mamá le gusta la mermelada de fresa, el té con una cucharadita de azúcar, el helado y las patatas fritas. También le encantan los niños y los gatos.

Validación

Una conversación con una persona que sufre una demencia grave puede estar salpicada de comentarios que parecen no tener sentido y estar completamente fuera de contexto. Sin embargo, el enfermo está convencido de que sus comentarios son apropiados. Diga lo que diga, trátalo siempre con respeto.

Las regresiones al pasado experimentadas por un enfermo de Alzheimer son tan intensas y tan reales para él como cuanto ocurre en el presente. Los sentimientos y pensamientos generados por estos recuerdos son tan reales como cualquier experiencia que pueda estar viviendo en la actualidad. Es importante no ignorarlos. Si les prestas atención, potencias su autoestima.

Imagina que tu padre es un veterano de guerra. Nadie sabe a ciencia cierta qué clase de experiencias horribles vivió en combate. Siempre se ha mostrado reacio a contarlo, evadiendo las preguntas: «Lo hecho, hecho está. No tiene sentido hablar de ello». Sin embargo, en su demencia, algunos de los miedos de los tiempos de guerra están aflorando de nuevo a la superficie y lo están atemorizando. Por ejemplo, puede tener la sensación de que una patrulla enemiga se aproxima y que van a hacerlo prisionero: «Saben dónde estoy. Se acercan. Vienen a por mí. ¿Qué voy a hacer?».

No tendrás ni idea de quiénes podrían ser «ellos», pero eso no importa. Lo que necesita es que lo reconfortes y tranquilices: «Aquí estás a salvo, papá. No dejaré que te hagan daño. Además, no saben dónde vives y la puerta tiene una cerradura muy resistente. ¿Quieres verla?».

Para serenarlo, podrías «hacer una llamada»: «Hola, ¿es el FBI? Estoy verificando las medidas de seguridad. ¿Pueden confirmarme que no conocen nuestra dirección?... Muchas gracias. Me siento mucho mejor».

V

Después de la «llamada» dile: «Sí, papá, el agente del FBI acaba de decirme que tu escondrijo es seguro y está bien protegido, de manera que nadie, exceptuando tus amigos y familiares, conocen esta dirección. El agente también me ha dicho que podemos llamar siempre que queramos. Era muy amable. Dijo que no tienes de qué preocuparte. Estás a salvo conmigo».

Una vez superada la situación, siéntate a su lado y habla de sus sentimientos para ayudarlo a recuperar la seguridad en sí mismo y se sienta protegido. Dile: «Papá, te quiero mucho y comprendo que de vez cuando pasas por momentos muy difíciles. Nunca dejaré que te hagan daño otra vez. Dime cómo puedo ayudarte, ¿de acuerdo? Estoy feliz de que estemos tan seguros aquí».

Tu padre no sólo está recordando experiencias pasadas, sino viviéndolas de nuevo en tiempo real. Es importante ser consciente de esta diferencia y reconocer que sus miedos son tan «recientes» ahora como lo fueron entonces. A veces es difícil comprender cómo alguien que parece estar tan confuso pueda tener sentimientos tan intensos acerca de algo que ocurrió hace ya tanto tiempo. Tu padre tiene demencia, pero sigue siendo un ser humano con toda su amplia gama de emociones, y aunque las circunstancias que las originan sean muy anteriores, continúa experimentándolas en el presente.

(*Véase también:* Aceptación; Actitud;
Comprensión; Comunicación; Conversaciones;
Dignidad; Empatía; Escuchar; Mentirillas;
Realidad; Recuerdos; «Soy normal»; Sustitución
de palabras)

V

Vestirse

Tu madre quiere seguir vistiéndose sola mientras sea capaz, aunque quieres vigilarla para asegurarte de que se pone algo apropiado. Tal vez necesite un poco de ayuda con los vestidos: ¿que es «delante» y qué es «detrás»?, o qué zapato va en cada pie. Lo mismo podría suceder con «derecha e izquierda». Usa «éste» y «el otro».

«Éste va en este pie (mientras le das unas palmaditas en la pierna). «Luego pones el otro en el otro pie. ¡Ya estás lista!»

Si continúa seleccionando ella sola lo que va a ponerse, podría haber olvidado que ya llevó aquel vestido el día anterior. Quizá lo haya elegido porque es el que está delante en el armario o porque es el que más le gusta. Para disuadirla de repetir las mismas prendas cada día, ve a su armario cuando no esté presente y retira los vestidos que suele ponerse más a menudo para que no estén a su disposición al día siguiente. Si no da resultado, la siguiente vez que elija el mismo vestido, distráela ofreciéndole otro: «¿Qué te parece este azul, mamá? Te sienta tan bien... Te hace brillar los ojos».

Imagina que te han invitado con tu madre a cenar en casa de un amigo y que está vistiéndose en su habitación. Transcurridos tres cuartos de hora decides echar un vistazo. «¡Ya casi estoy!», exclama. Lleva tres faldas y dos foulards. Primero respira hondo y luego di: «¡Caramba! Qué combinación más creativa. Pero ¿sabes qué?, hoy hace mucho calor. Creo que te asarás con tanta ropa. ¿Qué te parece si elegimos un vestido? Me gusta la falda con las flores. Queda a juego con la blusa. Te ayudaré».

Vestirse puede ser una experiencia muy confusa. Los panties tienen tres aberturas y tu madre es incapaz de discernir en cuál debe meter el pie. Los vestidos también pueden

V

ser una pesadilla, pues puede quedar atorada con las mangas o hacerse un lío con las piernas en el caso de una falda larga. Necesita tu colaboración. Cuando la ayudes, preserva su dignidad y coméntale que a ti te sucede lo mismo.

Cómprale blusas, suéters, vestidos y blusas atractivos, cómodos y holgados, de una talla más grande de la indicada. Procura que use calcetines de lana, lycra o algodón, no medias. Los de nylon, hasta la rodilla, no deben quedarle excesivamente ceñidos; dificultarían la circulación. Pónselos en ocasiones especiales en las que las medias forman parte de la etiqueta.

Compra camisetas interiores de algodón en lugar de sujetadores. Si se siente incómoda con las de cuello redondo, elígelas de pico. Si tiene la desagradable costumbre de desvestirse en público cuando menos te lo esperas, procura que los vestidos vayan abotonados o con cremallera por detrás. Cuando salgas con ella, lleva siempre en una bolsa unas braguitas limpias, un suéter, un top y compresas.

MAQUILLAJE Ayudas a mamá a bañarse y cepillarse los dientes. Le peinas el pelo y la observas discretamente mientras se viste. Siempre ha llevado maquillaje y sigue gustándole usar el lápiz de labios, en ocasiones con cómicos resultados. Su color favorito es el rojo brillante, que aplica no sólo a los labios, sino también al mentón y las mejillas. Se mira al espejo y parece satisfecha con su aspecto. Ya te has acostumbrado.

Esto no es un problema en casa, pero cuando sales con ella, a menudo atrae la curiosa mirada de la gente. También te has acostumbrado a ignorar el entorno en estas cuestiones, pero un día, en la iglesia, las miradas son tan evidentes que tu madre se siente incómoda y desconcertada.

Al día siguiente, visitas la sección de cosmética en unos grandes almacenes. La distraes mirando y remirando foulards mientras comentas el problema a la vendedora. Cuando la invita a sentarse para probar nuevos productos, la vendedora elige un lápiz de labios prácticamente incoloro. Le cuenta que es la última moda de París, elogiando muy amablemente lo guapa que está con esa tonalidad. Cuando llegues a casa, tira a la basura el lápiz rojo. Ahora ya puede aplicarlo donde le apetezca sin huellas visibles. Es posible que también tú tengas que ponértelo en su presencia, reservando el rojo de labios para salir.

AFEITADO Tu padre siempre ha utilizado una navaja para el afeitado. Se sentía más viril haciéndolo así, pero ahora es innegable que no puede seguir usándola; sería peligroso. Has intentado convencerlo de que una barba es un complemento muy masculino, aunque tengas que admitir que en realidad parece un mendigo. Cada vez que le sugieres que utilice una maquinilla de afeitar, protesta. Estás preocupado, pues puede hacerse daño. Podrías pedir ayuda a un amigo suyo para que le comentara lo masculinas que son ahora las «nuevas» maquinillas eléctricas. Al principio tal vez se muestre reacio, pero es probable que lo persuada de probar una. El taladrante ruidito de la máquina durante horas (se pasa horas afeitándose) quizá te saque de quicio, pero su aspecto limpio merece la pena.

(*Véase también*: Apoyo secuencial; Comportamiento obsesivo; Desvestirse; Dignidad; Elogios)

■ ■ ■ ■ ■ ■ ■
Vídeos

Dado que, a causa de tus obligaciones laborales, no puedes estar siempre vigilando a tu abuelo, mira toda clase de programas en la televisión. Los dramas y las escenas violentas son habituales. Se siente nervioso, inquieto y en ocasiones

V

atemorizado. Los vídeos te permiten controlar lo que ve, evitando disgustos y malestares innecesarios.

Puedes encontrar casi todos los temas en formato de vídeo, desde documentales sobre arquitectura hasta la vida de las cebras. Asimismo, se pueden alquilar viejas películas de Humphrey Bogart o John Wayne, así como shows televisivos muy entretenidos y conciertos musicales. Consúltalo en el videoclub más próximo. También podrías grabar sus programas favoritos de televisión para que luego los visionara.

Si de joven tu abuelo era un cinéfilo, cómprale una colección de películas clásicas o busca en Internet; hay muchas páginas web especializadas en cine clásico. Tal vez te suponga una inversión un poquito elevada, pero merecerá la pena si pasa horas feliz viendo a sus actores preferidos. Quizá no sea capaz de seguir demasiado bien la trama, sobre todo en la pequeña pantalla, pero cabe la posibilidad de que lo sepa de memoria. Explica la situación al personal del videoclub. Si no disponen de clásicos del cine es probable que puedan encargarlos para ti.

Un típico domingo en casa de tus abuelos. Tu abuela y las demás mujeres están en la cocina o el jardín, y tu abuelo y los demás hombres están pegados al televisor. A tu abuelito le sigue gustando muchísimo el fútbol, aunque cuando pierde su equipo, el mal humor suele prolongarse todo el día. Por lo que puedes comprobar, su demencia está causando distorsiones en su percepción visual. Le cuesta seguir el desarrollo del partido e incluso la publicidad lo confunde.

Durante algún tiempo has estado viendo los partidos con tu abuelo y lo has ayudado a interpretar las jugadas, pero lo cierto es que nunca te ha interesado demasiado este deporte y él se enoja contigo a causa de tu ignorancia. Y el calvario es interminable, pues en realidad lo apasionan todos los deportes. Francamente, se te ocurren miles de cosas mejores que hacer con tu tiempo. Estás buscando algo que solucione el problema a satisfacción de los dos. Puedes comprar vídeos del Campeonato Mundial de Fútbol, de la NBA o de la NFL. Puede verlos una y otra vez, y al resultarle familiares, es posible que no se ponga tan nervioso.

(*Véase también:* Películas; Televisión)

■ ■ ■ ■ ■ ■ ■
Visitas

Las visitas pueden ser estresantes tanto para el enfermo de Alzheimer como para el propio visitante. Los visitantes suelen tener grandes expectativas, sobre todo si en el pasado les ha unido una estrecha relación afectiva con él. Sin embargo, es muy probable que éste ni siquiera los reconozca, lo cual, si tienen poca experiencia anterior con esta enfermedad, puede descorazonarlos.

Imagina que, inesperadamente, la mejor amiga de la infancia de tu madre, Elena, ha venido a visitarla desde otra ciudad por primera vez desde hace años. Últimamente, mamá se ha sumido en un estado de profunda confusión y estás seguro de que no sabrá quién es. Ha hecho un largo viaje y está muy emocionada, con unas ganas locas de verla, y es posible que se sienta herida si las cosas no marchan como había previsto.

Antes del encuentro, reúnete con Elena y explícale cuál es la situación y algunas de las dificultades que tendrá para comunicarse con tu madre. Ponle algunos ejemplos de cómo debe hablarle de sus recuerdos contando anécdotas e historias. Sugiérele que lea la sección «Recuerdos» de este libro. Es esencial evitar preguntas de tipo «¿Te acuerdas de...?».

Pídele que use un tono de voz moderado pero adulto, dejándole bien claro que mamá comprende mucho más de lo que podrían hacer pensar las apariencias.

V

Unos minutos antes de que Elena vea a tu madre, dile: «Tengo una sorpresa para ti, mamá. Elena, tu mejor amiga, ha venido a visitarnos. Hace muchísimo tiempo que no la ves y no sé si la reconocerás. Puede tener un aspecto muy cambiado».

Mamá no se las arregla demasiado bien con las sorpresas, de manera que tendrás que hablar de ella y explicarle algunas cosas. Tal vez recuerde algo. Dile a Elena que vas a presentársela y que espere una pista, un gesto o una mueca especial, a modo de reacción, antes de intervenir. Cuando la acompañes a su dormitorio o a la sala de estar para que la vea, dile tranquila y alegremente: «Mamá, quiero presentarte a esta hermosa mujer. Lo creas o no, es Elena, tu vieja amiga de la infancia. Elena, mamá y yo estamos encantadas de que hayas venido a vernos. Ahora mi madre vive aquí. Soy tan feliz de estar con ella...».

Si no reacciona, sigue hablándole en un tono de voz adulto e indica con gestos a Elena que haga lo mismo. Di: «Bueno, Elena, apuesto a que a mamá le gustaría saber cómo te van las cosas, ¿verdad, mamá?».

Anima a su amiga a contarle qué tal ha ido el viaje, dónde vive, cómo es su ciudad, cuántos hijos y nietos tiene, cómo se llaman, qué edad tienen y otras cosas por el estilo. Si actúas de intermediario, tu madre no necesitará responder para sentirse parte de la conversación. Da por sentado que lo comprende todo. Si Elena lo olvida y empieza a hablarte como si mamá no pudiera oírla, recanaliza de inmediato sus preguntas y comentarios: «Mamá, Elena te pregunta si aún te duele la espalda. ¿Cómo dices? A mí me da la sensación de que ha mejorado tanto que casi lo ha olvidado».

Con tu ayuda, la visita de su amiga Elena puede ser gratificante y divertida para todos. Es probable que tu madre lo olvide casi de inmediato, pero también es posible que los buenos sentimientos persistan en su interior.

(*Véase también:* Comunicación; Conversaciones; Recuerdos)

Vitaminas

Aunque sigas una dieta sana, es posible que no contenga algunos nutrientes esenciales. Todos los adultos deberían tomar complejos vitamínicos y minerales a diario. Las personas de edad avanzada necesitan una protección multivitamínica especial, ya que a medida que el organismo envejece, el organismo pierde la capacidad de absorber nutrientes.

Muchas tabletas de vitaminas son tan grandes que tu padre podría tener dificultades para tragarlas. En tal caso, compra vitaminas en forma líquida. También puedes triturarlas y mezclarlas con un poco de mermelada o su aperitivo preferido.

Antioxidantes. Ayudan a combatir los radicales libres, moléculas de oxígeno inestables que pueden dañar las membranas y tejidos celulares sanos. Los radicales libres se han asociado con el cáncer, las enfermedades cardiovasculares, el Alzheimer y muchas otras condiciones físicas. Son antioxidantes las vitaminas C, E y beta-caroteno, que se encuentran naturalmente en la fruta y las verduras frescas, además del té verde y negro (Ames, 2003).

Folatos (ácido fólico). Algunos estudios han demostrado que las deficiencias de folatos agravan las lesiones cerebrales en el Alzheimer. Investigaciones realizadas en Estados Unidos estiman que el 80 % de los norteamericanos no alcanzan el mínimo diario recomendado de 400 mg de ácido fólico (Cummings y Cole, 2002). Las mayores fuentes naturales de esta vitamina son las legumbres, las verduras de hoja verde, sobre todo las espinacas, los cítricos y los productos integrales.

V

Vitamina E. Esta vitamina tan esencial ha demostrado ser muy eficaz para los enfermos de Alzheimer. Un estudio ha concluido que la vitamina E combinada con Aricept (donepezil) mejora considerablemente la cognición (Sobow y Kloszewska, 2003). Asimismo, puede potenciar la eficacia de otros fármacos para el Alzheimer. Es aconsejable tomar un mínimo de 800 IU diarias. La vitamina E también se presenta en forma líquida.

Colina. La deficiencia de vitamina B colina ha demostrado ser una de las causas de la enfermedad de Alzheimer (Zeisel y otros, 2003). Esta vitamina es crucial para los músculos y los nervios. Está presente en alimentos tales como el hígado, coliflor, brotes de soja, espinacas, lechuga, frutos secos y huevos, así como también en la lecitina, que se puede añadir a cereales calientes, bollitos o pudines.

Ácidos grasos Omega-3. Estos ácidos grasos esenciales son fundamentales para el corazón y las células. La mayoría de las personas de edad avanzada no toman la suficiente cantidad de grasas sanas en su dieta normal. Los Omega-3 están disponibles como suplemento y se elaboran a partir del pescado y el aceite de lino. También puedes añadir frutos secos o semillas de lino machacadas cuando prepares la comida (Dixon y Ernst, 2001).

(*Véase también:* Demencia; Dieta y nutrición; Enfermedad de Alzheimer; Píldoras; Tratamientos alternativos; Tratamientos farmacológicos del Alzheimer)

V

■ ■ ■ ■ ■ ■ ■
Volver a casa

Un enfermo de Alzheimer pierde la mayor parte de su memoria o se aleja tanto de la realidad que nada parece tener sentido para él. Tu tía lleva viviendo contigo varios años, pero tu casa puede seguir pareciéndole extraña en los momentos en los que hace una regresión a una realidad alterada. Dado que ahora la mayoría de sus recuerdos intactos están centrados en su infancia, siente la imperiosa necesidad de volver a aquel lugar tan familiar.

Querer «volver a casa» es habitual en los pacientes aquejados de esta enfermedad, y cuando ocurre, lo mejor que puedes hacer por tu tía es comprender su deseo, pero luego ofrecerle una distracción razonable. Habrá veces sin embargo en las que una simple distracción no bastará, en cuyo caso no tendrás otro remedio que recurrir a una «mentirilla», prometiéndole que pronto irá.

A menudo tu hermana se planta delante de la puerta cargada de ropa y con la firme determinación de «¡Me voy a casa! ¡Tengo que marcharme ahora mismo! ¡Así que déjame en paz! No quiero más favores de nadie. Ni coche ni nada. De manera que me voy andando. Hay treinta kilómetros, de manera que tengo que apresurarme».

En el pasado has intentado razonar con ella, recordándole que vendió su apartamento y se vino a vivir contigo. Pero ella se disgusta muchísimo y te acusa de mentirosa y de tenerla prisionera.

En ocasiones dice: «Tengo que marcharme. Mi madre me está esperando y se enfadará si no llego a tiempo». En este caso sabes que hay algo más que el simple deseo de marcharse; está hablando de su infancia. Rodéala con el brazo y dile: «Mamá me ha llamado y me ha dicho que vendrá más tarde. Pero insistió en que ahora teníamos que cenar».

Por otra parte, tu hermana puede ser aún consciente de algún modo de que mamá murió. En tal caso, sé amable con ella y explícale: «Hermanita, mamá se marchó hace algunos años, aunque todavía me cuesta creerlo. Venía siempre a cenar los jueves, e incluso después de todos estos años hay veces en que todavía le pongo un servicio en la mesa... Pero me hace muy feliz que ahora vivas conmigo».

Este tipo de escena podría indicar que se siente insegura, sola o sin motivación. Implícala en el manejo y la gestión de su espacio personal. Se divertirá.

Asimismo puedes empezar un proyecto interesante para las dos. Podría ser algo que solía gustarle, como coser, cuidar el jardín o cocinar. Dile algo así como «Antes de volver a casa, hermanita, ¿querrías ayudarme a preparar la salsa para la ensalada? Me encanta esa receta tuya tan especial. A mí me sale mal». No pretendes discutir con ella por el hecho de querer marcharse, sino que simplemente le estás proponiendo un aplazamiento. Con una buena distracción, pronto lo habrá olvidado.

La actividad debería ser corta y fácil de realizar para que le proporcione un sentimiento de logro. Quizá ahora haga las cosas con una extremada lentitud, poniendo a prueba tu paciencia y tentándote a hacerlo tú sola en dos minutos, pero de lo que se trata es de que se sienta útil. Una vez terminado el proyecto, dale un abrazo y una sincera felicitación: «Me siento muy satisfecha de que me hayas ayudado con esto. Habría tardado una eternidad sin ti. Muchas gracias».

V

(*Véase también*: Afecto; Elogios; Entretenimiento; Espacio personal; Mentirillas; Realidad)

W

WC

Es importante para tu hermana seguir usando el cuarto de baño por sí sola tanto tiempo como sea posible. Si es necesario vigilarla, mantén la calma, háblale con cariño e intenta comprender sus sentimientos. Por ejemplo, antes de salir de casa podrías decirle algo así como: «Ve al baño ahora antes de salir. Tú primero y luego yo. Ya tiraré yo de la cisterna; nos ahorraremos medio litro de agua».

Si duda o parece confusa con su ropa o el propio cuarto de baño, señálale el inodoro y dile: «Aquí está el lavabo. Bájate los pantalones y las braguitas hasta los tobillos. Así, muy bien. Ahora ya puedes sentarte. Deja que te ayude».

Tal vez necesite ayuda física. En tal caso ten cuidado con tus palabras y comentarios; procura que no pueda responder «No». Por ejemplo, si dices «Aquí está el lavabo, ¿quieres que te ayude?», es probable que responda «No».

Usa un lenguaje que no requiera respuesta: «Aquí está el lavabo. Te tomaré de la mano».

Si puedes, siéntate en la bañera junto a ella o en un taburete. Transcurridos algunos segundos pregúntale si ha terminado de orinar, dale el papel y dile lo que debe hacer:

«Aquí está el papel para secarte. Veamos si sabes hacerlo tú sola». Quizá tengas que demostrárselo: «Mira, se hace así. ¡Estupendo! ¡Ya hemos terminado! Súbete de nuevo las braguitas y los pantalones y luego será mi turno».

Procura que permanezca en el cuarto de baño mientras orinas o deja la puerta abierta para que pueda ver que haces lo mismo que ha hecho ella. El uso del baño es una función

W

natural. Comparte esta experiencia con tu hermana y se sentirá más confiada y segura de sí misma.

Una mañana, mientras estás ayudando a vestirse a tu hermana, podrías advertir que tiene las uñas cubiertas de una sustancia marrón. No hay duda, se ha estado rascando el ano. Tal vez ya no recuerde cómo se usa el papel higiénico o ande estreñida y haya intentado liberar las heces. No es infrecuente en los enfermos de Alzheimer. En realidad, es muy común. En el futuro, observa discretamente sus manos después de haber usado el baño, y si es necesario, ayúdala a limpiarse el culito y las manos con una toallita húmeda. Podrías decir: «Vamos a ver, cariño. Mejor limpiamos estas manos tan sucias. Abriré el grifo y pondrás las manos debajo del agua. Y ahora un poquito de jabón. ¡Ya está! ¡Limpia y aseada!».

Si el problema persiste, consulta al médico para que decida si sería conveniente administrarle un laxante, incluir un suplemento de fibra en su dieta y aumentar la ingesta de líquidos. Aprovecha para que la examine por si tuviera hemorroides, que pueden dificultar la expulsión de las heces.

> **¡Consejo!** Si tu hermana tiene dificultades para encontrar o usar el portarrollos del papel higiénico, ponlo sobre el mármol del lavabo o en el suelo junto al inodoro. Lo identificará más fácilmente. Y si no está acostumbrada al jabón líquido, compra una pastilla de jabón y colócala junto al lavamanos.

(*Véase también*: Apoyo secuencial; Elogios;
Preguntas; Seguridad en el hogar)

W

Z

Zoológicos

A tu tío le encantan los animales. Afortunadamente hay un parque zoológico en la ciudad. Podrías preparar un desayuno-picnic, llevarlo al parque y luego regresar a casa antes de que se llene de gente. Busca un banco o lleva un par de sillas plegables. Pregúntale qué animales le gustan más y siéntate con él delante del espacio natural que tengan asignado. Comenta lo que ves y anímalo a conversar. Los animales sociables como los monos y los simios, son especialmente interesantes. Ayúdalo a expresar sus observaciones pensándolas en voz alta. «Estoy mirando aquél de la izquierda. Creo que pronto será mamá. O quizá esté muy gordito, ¿tú qué crees?» Si no responde, sigue su mirada: «Estás mirando el macho en aquella rama, ¿verdad? ¡Qué elegante! Y fíjate en su agilidad. ¡Es asombroso!».

La mayoría de la gente realiza visitas-relámpago, sin prestar la debida atención a cada animal. Puede ser interesante concentrarse en un grupo de animales y reservar otros grupos para una próxima ocasión. De este modo tu padre no se cansará ni recibirá una excesiva carga de estímulos. De regreso a casa, comenta: «¡Qué día más estupendo he pasado en el zoológico! ¿Y tú?, ¿te has divertido? Aún recuerdo aquel monito que le ha quitado una zanahoria al macho grande sin que se diera cuenta. Podríamos volver otro día y verlo de nuevo».

(*Véase también*: Animales de compañía; Salidas)

Z

257

Datos útiles

■ ■ ■ ■ ■ ■ ■
Páginas web

Alzheimer y Demencias: www.prous.com/ttm/demencias

Asociación de Familiares de Enfermos de Alzheimer: http://www.afal.es
Incluye una Base de Datos Nacional del Alzheimer y numerosos enlaces de interés

Centro Estatal de Autonomía Personal y Ayudas Técnicas (CEAPAT): www.ceapat.org

Centro web de la sociedad Española de Psiquiatría: www.sepsiquiatria.org

Confederación Española de Familiares de Enfermos de Alzheimer y otras Demencias (CEAFA): www.ceafa.org

Fundació ACE. Institut Català de Neurociències Aplicades: http://www.familialzheimer.org

Infodoctor: http://www.infodoctor.org/infodoc/alzheimer/index.htm
Ofrece una lista de centros sanitarios, ordenados por Comunidades Autónomas. La fuente de información es el Ministerio de Sanidad y Consumo

Portal Alzheimer Online Iberoamericana:
ARGENTINA: www.alma-alzheimer.org.ar
BRASIL: www.abraz.com.br

CHILE: http://www.alzheimer.cl
COLOMBIA: alzheimercolombia@hotmail.com
COSTA RICA: ascada@msn.com
CUBA: www.scual.sld.cu
ECUADOR: gustavomatute@andinanet.net
EL SALVADOR: ricardolopez@vianet.com.sv
ESPAÑA: http://www.fadaonline.org y www.ceafa.org
GUATEMALA: http://www.alzheimer-guatemala.org.gt
MÉXICO: www.fedma.net
PANAMÁ: afapadea@cwpanama.net
PERÚ: www.alzheimerperu.org
PUERTO RICO: www.alzheimerpr.org
REPÚBLICA DOMINICANA: daisyacosta@verizon.net.do
    y magdalenafrias@hotmail.com
URUGUAY: audasur@adinet.com.uy
VENEZUELA: www.gentiuno.com/seccion.asp?seccion=53

Proyecto Alzheimer de la Fundación Reina Sofía:
http://www.fundacionreinasofia.es/proyectoalzheimer/
proyecto.jsp

■ ■ ■ ■ ■ ■ ■
Libros

Avadian, B., *Finding the joy in Alzheimer's: Caregivers Share the Joyful Times*, North Star Books (www.NstarBks@aol.com), Lancaster, California, 2003.

Blaylock, R. L., *Health and Nutrition Secrets That Can Save Your Life*, Health Press, Albuquerque, NM, 2002.

Goldman, C., *The Gifts of Caregiving: Stories of Hardship, Hope, and Healing.* Farview Press (www.farviewpress.org), Minneapolis, Minnessotta, 2003.

Mace, N. L., y Rabins, P. V., *El día de 36 horas*, Paidós Ibérica (www.paidos.com), Barcelona, 2004.

Marcell, J., *Elder Rage, or Take My Father... Please! How to Survive Caring for Aging Parents*, Impressive Press (www.elderrage.com), Irvine, California, 2001.

Salzman, C., *Psychiatric Medications for Older Adults: The Concise Guide*, Guilford Press (www.guilford.com), Nueva York, 2002.

Strauss, C., *Cómo hablar con un enfermo de Alzheimer*, Obelisco (www.edicionesobelisco.com), Barcelona, 2005.

Tanzi, R. E., y Parson, A. B., *Decoding Darkness: The Search for the Genetic Causes of Alzheimer's Disease*, Perseus Publishing (www.perseuspublishing.com), Cambridge, MA, 2000.

Warner, M., *The Complete Guide to Alzheimer's-Proofing Your Home*, Ageless Design (www.agelessdesign.com), Jupiter, Florida, 2000.

Weil, A., *Salud total en ocho semanas*, Urano (www.edicionesurano.com), Barcelona, 1997.

—, *Salud y medicina natural*, Urano (www.edicionesurano.com), Barcelona, 1998.

Wolfe, S. M., Sasich, L. D., y Hope, R. E., *Worst Pills, Best Pills, Consumer's Guide to Avoiding Drug-Induced Death of Illness*, Pocket Books (www.worstpills.org), Nueva York, 1999.

MANUALES PARA LA SALUD

Títulos publicados

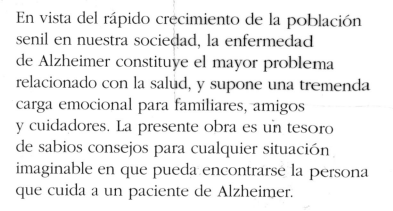

En vista del rápido crecimiento de la población senil en nuestra sociedad, la enfermedad de Alzheimer constituye el mayor problema relacionado con la salud, y supone una tremenda carga emocional para familiares, amigos y cuidadores. La presente obra es un tesoro de sabios consejos para cualquier situación imaginable en que pueda encontrarse la persona que cuida a un paciente de Alzheimer.

Tanto si buscas los temas que más te interesan como si lo lees de principio a fin, este libro, de fácil lectura y organizado alfabéticamente, te ayudará a:

- Explorar las técnicas para lograr una buena comunicación con el enfermo de Alzheimer.
- Descubrir las posibles causas de la enfermedad y los tratamientos más eficaces.
- Aprender nuevas estrategias para afrontar las situaciones emocionalmente difíciles.
- Saber defender los derechos del enfermo de Alzheimer.

ISBN 84-9754-220-7

9 788497 542203